Mosab Nouraldein Mohammed Hamad
Ahmed Mustafa Basheir

Equipamento essencial no laboratório médico

Mosab Nouraldein Mohammed Hamad
Ahmed Mustafa Basheir

Equipamento essencial no laboratório médico

ScienciaScripts

Imprint

Cover image: www.ingimage.com

This book is a translation from the original published under ISBN 978-620-2-02779-3.

Publisher:
Sciencia Scripts
is a trademark of
Dodo Books Indian Ocean Ltd. and OmniScriptum S.R.L publishing group

120 High Road, East Finchley, London, N2 9ED, United Kingdom
Str. Armeneasca 28/1, office 1, Chisinau MD-2012, Republic of Moldova, Europe
Printed at: see last page
ISBN: 978-620-8-09654-0

EQUIPAMENTOS ESSENCIAIS NO LABORATÓRIO MÉDICO

Mosab Nouraldein Mohammed Hamad
Licenciatura (honra), Mestrado em Parasitologia Médica
Professor de Parasitologia Médica
Faculdade de Ciências da Saúde
Universidade Elsheikh Abdallah Elbadri
Autor correspondente: musab.noor13@gmail.com
Ahmed Mustafa Basheir
Hospital universitário de Soba

Índice

Dedicação
Para:
O meu pai: Nouraldein Mohammed Hamad
Para a minha: grande mãe

RECONHECIMENTO:
Ao meu amigo Hesham Abdel Hameed ibn edries e aos meus colegas da Faculdade de Ciências da Saúde da Universidade Elsheikh Elbadri.

Microscópio:

Um **microscópio** (do grego antigo: μικρος, *mikrós,* "pequeno" e σκοπειν, *skopeîn,* "olhar" ou "ver") é um instrumento utilizado para ver objectos demasiado pequenos para serem vistos a olho nu. A microscopia é a ciência da investigação de pequenos objectos e estruturas utilizando um instrumento deste tipo. Microscópico significa invisível a olho nu, exceto com a ajuda de um microscópio. (1)

Desde a antiguidade que o homem deseja ver coisas muito mais pequenas do que as que podem ser vistas a olho nu. Embora a primeira utilização de uma lente seja um pouco misteriosa, acredita-se atualmente que a utilização de lentes é mais moderna do que se pensava.

No entanto, há mais de 2000 anos que se sabe que o vidro faz curvar a luz. No século II a.C., Cláudio Ptolomeu descreveu um pau que parecia curvar-se numa poça de água e registou os ângulos com precisão de meio grau. Em seguida, calculou com grande precisão a constante de refração da água.

Durante o século I d.C. (ano 100), o vidro tinha sido inventado e os romanos estavam a olhar através do vidro e a testá-lo. Fizeram experiências com diferentes formas de vidro transparente e uma das suas amostras era grossa no meio e fina nas extremidades.

Descobriram que se segurassem uma destas "lentes" sobre um objeto, este parecia maior. Estas primeiras lentes eram designadas por lupas ou vidros ardentes. A palavra lente deriva, de facto, da palavra latina lentilha, uma vez que o seu nome se deve ao facto de se assemelharem à forma de um grão de lentilha.

Ao mesmo tempo, Séneca descreveu a ampliação real através de um globo de água. "As letras, por mais pequenas e indistintas que sejam, vêem-se ampliadas e mais claramente através de um globo de vidro cheio de água." As lentes não foram muito utilizadas até ao final do século XIII, quando os fabricantes de óculos começaram a produzir lentes para serem usadas como óculos. Depois, por volta de 1600, descobriu-se que os instrumentos ópticos podiam ser fabricados através da combinação de lentes.

Os primeiros "microscópios" simples, que eram apenas lupas, tinham uma potência, normalmente entre 6x e 10x. Uma coisa que era muito comum e interessante de ver eram as pulgas e outros insectos minúsculos, daí as primeiras lupas serem chamadas "lentes de pulgas".

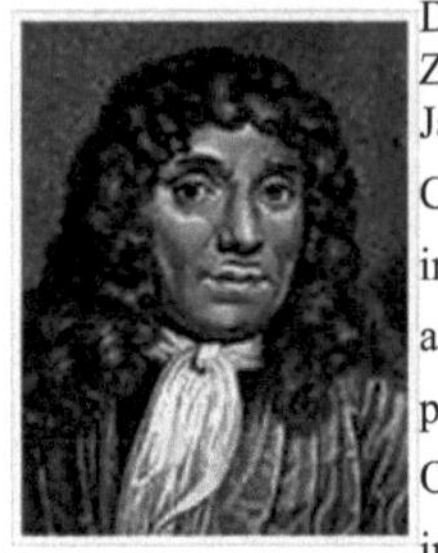

Durante a década de 1590, dois fabricantes de espectáculos holandeses, Zaccharias
Janssen e o seu pai Hans começaram a fazer experiências com estas lentes. Colocaram várias lentes num tubo e fizeram uma descoberta muito importante. O objeto perto da extremidade do tubo parecia estar muito aumentado, muito maior do que qualquer simples lupa poderia conseguir por si só.

Os seus primeiros microscópios eram mais uma novidade do que um instrumento científico, uma vez que a ampliação máxima era apenas de cerca de 9X e as imagens eram algo desfocadas. Embora não tenham sobrevivido microscópios Jansen, um instrumento fabricado para a realeza holandesa foi descrito como sendo composto por "3 tubos deslizantes, medindo 18 polegadas de comprimento quando totalmente estendido e duas polegadas de diâmetro". Dizia-se que o microscópio tinha uma ampliação de 3x quando totalmente fechado e de 9x quando totalmente estendido.

Foi Antony Van Leeuwenhoek (1632-1723), um draper e cientista holandês, e um dos pioneiros da microscopia que, no final do século XVII, se tornou o primeiro homem a fabricar e a utilizar um verdadeiro microscópio.

Construiu os seus próprios microscópios simples, que tinham uma única lente e eram portáteis. Van Leeuwenhoek alcançou maior sucesso do que os seus contemporâneos ao desenvolver formas de fabricar lentes superiores, moendo e polindo uma pequena bola de vidro numa lente com uma ampliação de 270x, a melhor conhecida na altura (outros microscópios da época tinham a sorte de conseguir uma ampliação de 50x). Utilizou esta lente para fabricar o primeiro microscópio prático do mundo.

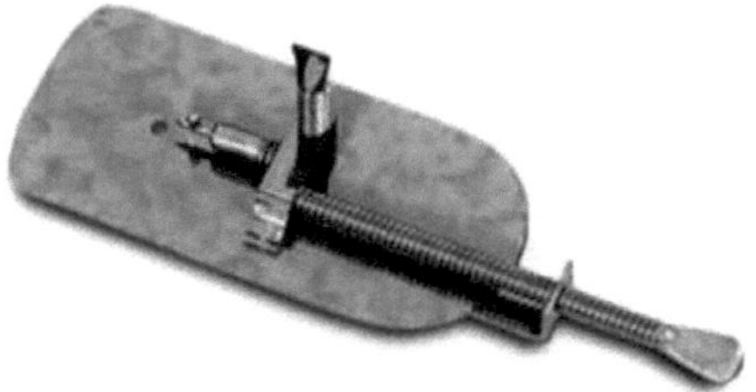

O microscópio de Leeuwenhoek utilizava uma única lente de vidro convexa presa a um suporte metálico e era focado com parafusos. Anthony Leeuwenhoek envolveu-se mais na ciência e, com o seu novo microscópio melhorado, conseguiu ver coisas que nenhum homem tinha visto antes. Viu bactérias, leveduras, células sanguíneas e muitos animais minúsculos a nadar numa gota de água. As pessoas não se aperceberam de que a ampliação poderia revelar estruturas que nunca tinham sido vistas antes - a ideia de que toda a vida poderia ser constituída por componentes minúsculos, invisíveis a olho nu, não era sequer considerada.

Microscópios compostos

Para aumentar a potência de um microscópio de lente única, é necessário reduzir a distância focal. No entanto, uma redução da distância focal implica uma redução do diâmetro da objetiva e, a partir de um certo ponto, a objetiva torna-se difícil de ver através dela.

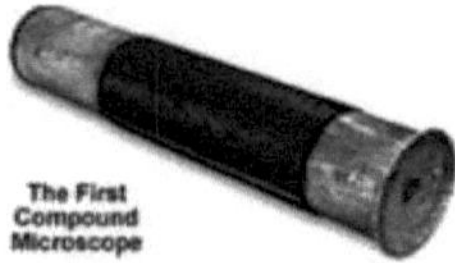

Para resolver este problema, o sistema de microscópio composto foi inventado no século XVII. Este tipo de microscópio incorpora mais do que uma lente, de modo a que a imagem ampliada por uma lente possa ser ampliada por outra.

Atualmente, o termo "microscópio" é geralmente utilizado para designar este tipo de microscópio composto. No microscópio composto, a lente mais próxima do objeto a visualizar é designada por "objetiva", enquanto a lente mais próxima do olho é designada por "ocular".

A função de qualquer microscópio é aumentar a resolução. O microscópio é utilizado para criar uma visão ampliada de um objeto, de modo a que possamos observar pormenores que de outra forma não seriam possíveis ao olho humano. Devido à ampliação, a resolução é frequentemente confundida com a ampliação, que se refere ao tamanho de uma imagem. Em geral, quanto maior for a ampliação, maior será a resolução, mas isso nem sempre é verdade. Existem várias limitações práticas na conceção das lentes, que podem resultar num aumento da ampliação sem aumento da resolução. A razão para uma dicotomia entre ampliação e resolução é a capacidade do olho humano para ver dois objectos.

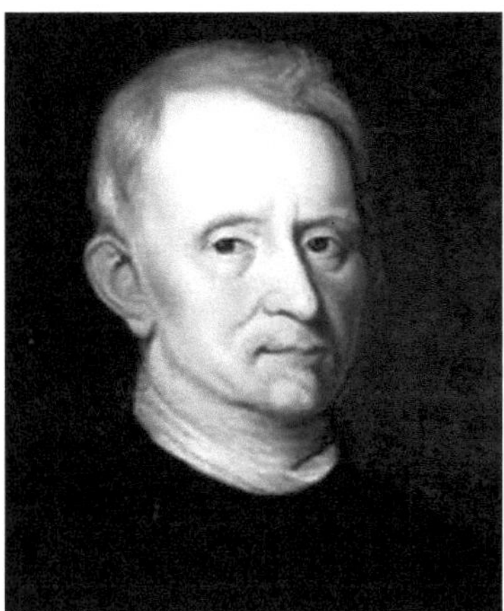

Atribui-se ao inglês Robert Hooke o marco microscópico da descoberta da unidade básica de toda a vida, a célula. Em meados do século XVII, ao estudar uma amostra de cortiça, Hooke observou uma malha estrutural que lhe fez lembrar as pequenas salas monásticas chamadas celas (Micrographia). Atribui-se também a Hooke o mérito de ter sido o primeiro a utilizar a configuração básica de três lentes que ainda hoje é utilizada nos microscópios.

Todos os primeiros microscopistas viam imagens bastante distorcidas devido à baixa qualidade do vidro e à forma imperfeita das suas lentes. Pouco foi feito para melhorar o microscópio até meados do século XIX, altura em que foram feitos grandes progressos e surgiram instrumentos de qualidade como o microscópio atual. Empresas alemãs como a Zeiss e uma empresa americana fundada por Charles Spencer começaram a produzir instrumentos ópticos de qualidade. Podemos também mencionar Ernst Abbe, que efectuou um estudo teórico dos princípios ópticos, e Otto Schott, que realizou investigações sobre o vidro ótico. (2)

Microscópio de luz:
Um microscópio ótico (ML) é um instrumento que utiliza luz visível e lentes de ampliação para examinar pequenos objectos não visíveis a olho nu, ou com um detalhe mais fino do que o permitido a olho nu. A ampliação, no entanto, não é a questão mais importante na microscopia. A mera ampliação sem pormenores acrescidos é cientificamente inútil, tal como a ampliação interminável de uma pequena fotografia pode não revelar mais pormenores, mas apenas manchas maiores. A utilidade de qualquer microscópio reside no facto de produzir uma melhor resolução do que o olho. A resolução é a capacidade de distinguir dois objectos como entidades separadas, em vez de os vermos desfocados como uma única mancha. A história da microscopia tem girado em torno de avanços tecnológicos que produziram uma melhor resolução. [3]
O avanço da microscopia ótica também exigiu métodos para preservar os tecidos vegetais e animais e tornar os seus detalhes celulares mais visíveis, métodos coletivamente designados por histotécnica (de *histo,* que significa "tecido"). Resumidamente, a histotecnologia clássica envolve a preservação de uma amostra num fixador, como a formalina, para evitar a deterioração; a sua incorporação num bloco de parafina e o corte em fatias muito finas com um instrumento chamado micrótomo; a remoção da parafina com um solvente; e a coloração do tecido, normalmente com dois ou mais corantes. As fatias de tecido, chamadas secções histológicas, são normalmente mais finas do que uma única célula. As cores de um tecido preparado não são cores naturais, mas tornam os pormenores estruturais do tecido mais visíveis. Uma combinação de corantes muito usada, chamada hematoxilina e eosina, por exemplo, normalmente colore os núcleos das células de violeta e o **citoplasma** de cor-de-rosa.

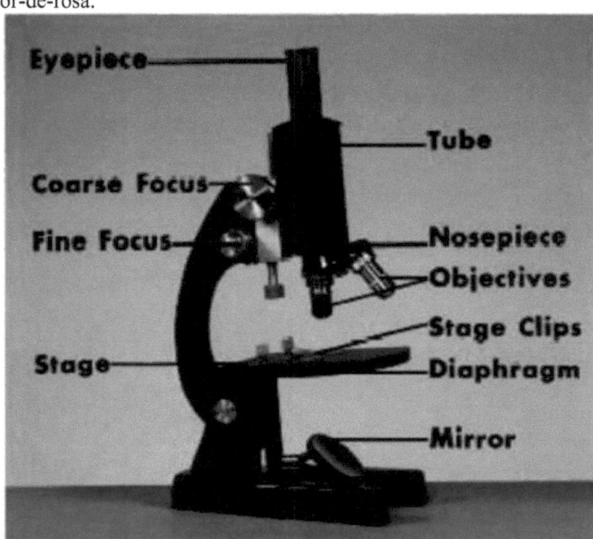

Outras variantes de microscópio
Existem muitas variantes do desenho do microscópio ótico composto para fins especializados. Algumas delas são diferenças de conceção física que permitem uma especialização para determinados fins:

- **Microscópio estereoscópico**, um microscópio de baixa potência que permite uma visão estereoscópica de
a amostra, normalmente utilizada para dissecação.
- **Microscópio de comparação**, que possui duas trajectórias de luz separadas, permitindo a comparação direta de duas amostras através de uma imagem em cada olho.
- **Microscópio invertido**, para estudar amostras a partir de baixo; útil para culturas de células em líquido,
ou para metalografia.
- Microscópio de inspeção de conectores de fibra ótica, concebido para a inspeção da face final do conetor

Outras variantes de microscópio são concebidas para diferentes técnicas de iluminação:
J **Microscópio petrográfico**, cuja conceção inclui geralmente um filtro polarizador, uma platina rotativa e uma placa de gesso para facilitar o estudo de minerais ou outros materiais cristalinos cujas propriedades ópticas podem variar com a orientação.
J **Microscópio de polarização**, semelhante ao microscópio petrográfico.
J Microscópio de contraste de fase, que aplica o método de iluminação de contraste de fase.
J **Microscópio de epifluorescência**, concebido para a análise de amostras que contenham fluoróforos.
J **Microscópio confocal**, uma variante amplamente utilizada da iluminação epifluorescente que utiliza um laser de varrimento para iluminar uma amostra para fluorescência.
J **Microscópio para estudantes** - um microscópio frequentemente de baixa potência, com controlos simplificados e, por vezes, ótica de baixa qualidade, concebido para uso escolar ou como instrumento de iniciação para crianças.[6]

- **Ultramicroscópio**, um microscópio de luz adaptado que utiliza a dispersão da luz para permitir a visualização de partículas minúsculas cujo diâmetro é inferior ou próximo do comprimento de onda da luz visível (cerca de 500 nanómetros); praticamente obsoleto desde o advento dos microscópios electrónicos. (4)

Um microscópio biológico geral é constituído principalmente por uma lente objetiva, uma lente ocular, um tubo de lente, uma platina e um refletor. Um objeto colocado na platina é ampliado através da lente objetiva. Quando o alvo é focado, pode ser observada uma imagem ampliada através da lente ocular. (5)

Utilizações da Microscopia de Luz
Os microscópios são instrumentos essenciais para os cientistas. São utilizados em microbiologia, ciência dos materiais, mineralogia e medicina.
Uma combinação de coloração e microscopia de luz pode permitir aos cientistas identificar diferentes tipos de bactérias. A coloração envolve a adição de corantes especiais a um esfregaço de células. Estes corantes são diagnósticos para diferentes tipos de membranas celulares. A coloração de Gram, por exemplo, utiliza violeta de cristal para corar bactérias Gram-positivas e safranina para corar bactérias Gram-negativas. Estas aparecem no microscópio de luz como células Gram-positivas roxas e células Gram-negativas cor-de-rosa. A capacidade de identificar as bactérias desta forma é útil, uma vez que muitas células Gram-negativas estão associadas a infecções e doenças. (6)

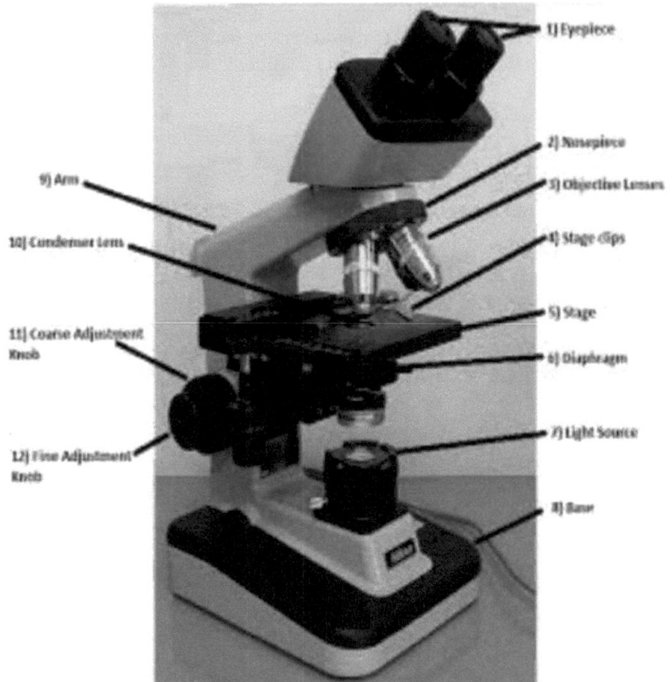

Um microscópio primitivo foi inventado em 1590 em Middelburg, nos Países Baixos, pelos fabricantes de óculos Hans Lippershey, Zacharias Jansen e o seu pai Hans Jansen. Mais tarde, Galileu Galilei melhorou o instrumento utilizando um conjunto de lentes alinhadas e chamou-lhe "occhiolino", que significa "pequeno olho". Em 1625, Giovanni Faber designou o "occhiolino" de Galileu Galilei como um microscópio composto e este nome mantém-se até hoje.

O microscópio ótico, o tipo mais comum de microscópio, contém várias partes com funções específicas. Observa a figura e descobre as suas funções.

1. **Ocular**: contém a lente ocular, que fornece um poder de ampliação de 10x a 15x, normalmente. É através dela que se olha.
2. **Nariz**: suporta as lentes objectivas e pode ser rodado facilmente para alterar a ampliação.
3. **Lentes objectivas**: normalmente, existem três ou quatro lentes objectivas num microscópio, com potências de ampliação de 4x, 10x, 40x e 100x. Para obter a ampliação total de uma imagem, é necessário multiplicar a potência da lente ocular pela potência da lente objetiva. Assim, se acoplarmos uma lente ocular de 10x com uma lente objetiva de 40x, a ampliação total é de 10 x 40 = 400 vezes.
4. **Clipes de palco**: mantêm o slide no lugar.
5. **Palco**: é uma plataforma plana que suporta o slide que está a ser analisado.
6. **Diafragma**: controla a intensidade e o tamanho do cone de luz projetado no espécime. Como regra geral, quanto mais transparente for o espécime, menos luz é necessária.
7. **Fonte de luz**: projecta a luz para cima através do diafragma, da lâmina e das lentes.
8. **Base**: suporta o microscópio.
9. **Lente condensadora**: ajuda a focar a luz na amostra analisada. São particularmente úteis quando associadas à lente objetiva mais alta.
10. **Braço**: suporta o microscópio quando transportado.

11. **Botão de ajuste grosseiro**: quando o botão é rodado, a plataforma move-se para cima ou para baixo, de modo a ajustar a focagem de forma grosseira.
12. **Botão de ajuste fino**: utilizado para ajustar a focagem. [(7)]

Microscópio de dissecação:

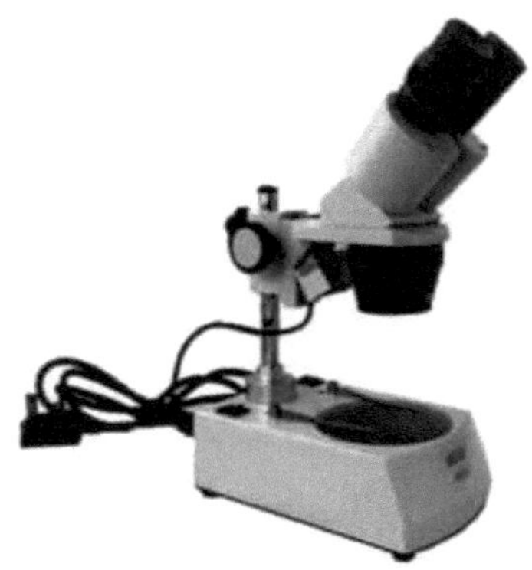

Os microscópios de dissecação, também designados por estereoscópio, são estereomicroscópios que são frequentemente utilizados para obter uma visão 3D de um espécime. Pelo próprio nome, são normalmente utilizados na dissecação de espécimes, mas têm ainda outras funções.
Tem duas oculares que ligam os dois conjuntos de lentes dispostos de modo a estabelecer uma imagem estereoscópica. Isto permite ao investigador ver claramente o objeto tridimensional na plataforma do microscópio. A plataforma de um microscópio de dissecação é geralmente grande, com uma cavidade para fixar as amostras a examinar.
A ampliação deste microscópio é geralmente inferior a cem vezes e é inferior à do microscópio composto. Esta caraterística de ampliação pode ser regularizada.
Outro modelo é composto por três lentes que podem captar vídeos ou fotografias. Também é utilizado para fazer projecções que podem ser aplicadas em demonstrações nas salas de aula, ajudando os alunos a visualizar claramente a amostra.
No processo de iluminação, o microscópio de dissecação utiliza dois tipos de luz: a luz transmitida ou a iluminação direta. Os objectos opacos que são colocados na plataforma ou na platina do microscópio podem ser iluminados diretamente pelo iluminador. Neste caso, o iluminador pode ser colocado numa parte aberta do braço do microscópio de dissecação ou num anel adaptador fixado ao transformador separado.
Outra forma é a luz de uma fonte como uma lâmpada ser espelhada através de um objeto transparente a partir de baixo, com a utilização de um espelho de subestágio. Este processo de iluminação exige a inserção de vidro transparente na plataforma do microscópio. No entanto, na maioria dos casos, é muito utilizada a inserção opaca na plataforma, que tem uma parte a preto e branco e iluminação direta.
Os produtores produzem diferentes tipos de objectivas, suportes, lentes oculares, braços e fontes de luz para permitir que os microscópios de dissecação sejam utilizados em muitas aplicações. Além disso, o microscópio de dissecação também pode ser usado para estudar artefactos arqueológicos, amostras geológicas e muitos outros objectos.
Em todos os casos, o microscópio faz uma ampliação maior, de modo a que as pessoas possam ver os objectos em pormenor, sem entrar em profundidade. A visualização de superfícies ou espécimes comparativamente grandes e sólidos é a principal aplicação de um microscópio de dissecação.
Este tipo de microscópio é um dispositivo útil para o investigador porque tem a capacidade de manipular o espécime ou a amostra que está a ser estudada. É também aplicável a trabalhos mais pormenorizados, como o fabrico de relógios, a microcirurgia, a inspeção de moedas e a inspeção de

placas de circuitos. [8]

Microscópio de contraste de fase

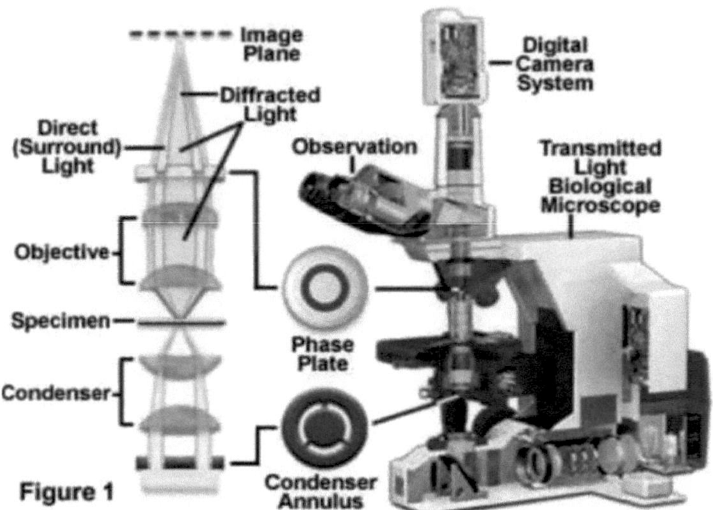

Com um microscópio biológico convencional, é difícil observar células incolores e transparentes enquanto estão vivas. Um microscópio de contraste de fase torna isso possível, utilizando duas caraterísticas da luz, a difração e a interferência, para visualizar espécimes com base em diferenças de brilho (contraste).

Princípio:

No que respeita aos movimentos periódicos, como as ondas sinusoidais, a fase representa a parte da onda que decorreu em relação à origem. A luz é também uma oscilação e a fase muda, ao atravessar um objeto, entre a luz que atravessou (luz difractada) e a restante luz (luz direta). Mesmo que o objeto seja incolor e transparente, continua a haver uma mudança de fase quando a luz o atravessa. Este contraste de fase é convertido em diferenças de brilho para observar os espécimes.

Caraterísticas:

- As células transparentes podem ser observadas sem serem coradas porque o contraste de fase pode ser convertido em diferenças de brilho.
- Como não é necessário corar as células, a divisão celular e outros processos podem ser observados num estado vivo.

Estrutura:

Uma vez que a luz difractada é demasiado fraca para ser normalmente observada pelo olho, é

colocada uma placa de fase no ponto focal da luz entre a lente objetiva e a superfície da imagem, de modo a que apenas a fase da luz direta se altere. Isto gera contraste na superfície da imagem.
As caraterísticas estruturais incluem uma abertura em anel, em vez de um orifício, no plano focal da lente convergente e uma placa de fase no plano focal posterior da lente objetiva. (9)

Microscópio de campo escuro:
A maior parte das pessoas que sobreviveram a uma aula de biologia sabem o que é um microscópio de campo claro. Este tipo de microscópio utiliza uma iluminação de campo claro, o que significa que inunda o espécime com luz branca proveniente do condensador sem qualquer interferência. Assim, o espécime aparece como uma imagem escura num fundo claro (ou campo branco, se preferir).
Este tipo de unidade funciona melhor com amostras que têm pigmentos de cor natural. As amostras têm de ser suficientemente espessas para absorver a luz que entra; por isso, a coloração é normalmente associada a este tipo de microscópio.
Mas e se o espécime for de cor clara ou translúcido, como o plâncton à direita? Certamente não se destacará contra um fundo branco forte. Além disso, alguns espécimes são demasiado finos. Não conseguem absorver nenhuma da luz que passa através deles, pelo que parecem invisíveis para o utilizador. É aqui que entra o conceito de iluminação de campo escuro.
Em vez de utilizar a luz direta do condensador, utiliza-se um disco opaco para bloquear a luz em apenas alguns feixes dispersos. Agora o fundo é escuro e a amostra reflecte apenas a luz dos feixes. Isto resulta num espécime de cor clara contra um fundo escuro (campo escuro), perfeito para ver detalhes claros ou translúcidos.
Em grande escala, a mesma coisa acontece todos os dias quando olhamos para o céu. As estrelas desaparecem quando há luz? Claro que não! Elas continuam lá, com o seu brilho apagado pelo sol do meio-dia.
Os microscópios de campo escuro são utilizados de várias formas diferentes para visualizar uma variedade de espécimes que são difíceis de ver numa unidade de campo claro. As bactérias vivas, por exemplo, são melhor visualizadas com este tipo de microscópio, uma vez que estes organismos são muito transparentes quando não estão corados.
Existem muitas outras formas de utilizar a iluminação de campo escuro, muitas vezes quando a amostra é clara ou translúcida. Alguns exemplos:

- Espécimes transparentes vivos ou ligeiramente corados
- Organismos unicelulares
- Amostras de sangue vivo
- Amostras de ambientes aquáticos (desde água do mar até água de lago)
- Bactérias vivas
- Amostras de feno ou de solo
- Amostras de pólen
- Certas moléculas, como os cristais de cafeína

A microscopia de campo escuro faz com que muitos espécimes invisíveis pareçam visíveis. Na maioria das vezes, os espécimes invisíveis à iluminação de campo claro estão vivos, pelo que se pode ver a importância de os tornar visíveis.
Nenhum sistema é perfeito, e a microscopia de campo escuro pode ou não ser do seu agrado, dependendo das suas necessidades.
Algumas vantagens da utilização de um microscópio de campo escuro são

- Extremamente simples de utilizar
- Instalação económica
- Muito eficaz para mostrar os pormenores de amostras vivas e não coradas

Algumas das desvantagens são:

- Cores limitadas (algumas cores aparecem, mas são menos precisas e a maioria das imagens será apenas a preto e branco)
- As imagens podem ser difíceis de interpretar para quem não está familiarizado com a microscopia de campo escuro

Embora os detalhes da superfície possam ser muito aparentes, os detalhes internos de um espécime muitas vezes não se destacam tanto com uma configuração de campo escuro.

Como fazer um microscópio de campo escuro

Para criar um campo escuro, um círculo opaco chamado patchstop é colocado no condensador do microscópio. O patchstop impede que a luz direta chegue à lente objetiva, e a única luz que chega à lente é reflectida ou refractada pelo espécime.

Se quiseres fazer um microscópio de campo escuro, precisas primeiro de um microscópio de luz normal. Abaixo está a lista completa de "ingredientes":

- Microscópio
- Furador
- Papel de construção preto
- Película de transparência
- Cola
- Tesoura
- Caneta

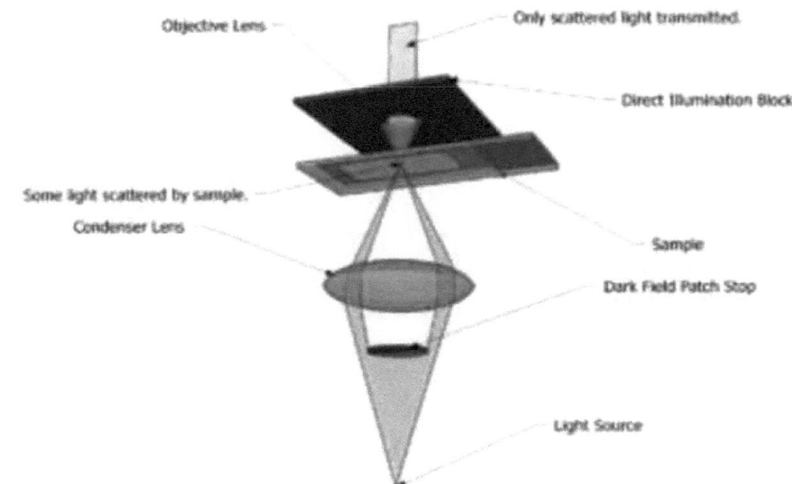

Agora, utilize os seguintes passos para criar o seu patchstop:

- Montar o microscópio e escolher a lente objetiva de menor potência.
- Colocar o óculo de lado num local seguro.
- Abra o diafragma o mais possível. Em seguida, feche-o lentamente até que ele se aproxime do círculo de luz visível.
- Agora incline-se e observe o diafragma por baixo. Vê aquela abertura? É apenas ligeiramente mais pequena do que o patchstop acabado que vai criar.
- Perfure alguns círculos no papel de construção preto com o furador. Mede um deles em relação à abertura do diafragma. Se for mais de 10% maior, corte-o mais ou menos desse tamanho (10% maior do que a abertura do diafragma). Se for mais pequeno, recorta um círculo maior.
- Corte um quadrado de 5 cm de papel transparente.
- Cole o círculo preto na película de transparência, a cerca de 2 cm do canto do quadrado. Nos 2 cm de papel livres, escreva a potência de ampliação correta da sua objetiva.
- Marcar o patchstop com a potência de ampliação correta.

- Repetir os passos anteriores para todas as potências de objectivas, exceto para as lentes de imersão em óleo.

Utilize agora o seu patchstop para transformar uma unidade de campo claro num microscópio de campo escuro:

- Selecione o patchstop correto para a potência da objetiva a utilizar.
- Introduzir o patchstop entre o suporte do filtro e o condensador. Se o seu microscópio não tiver filtro, segure-o manualmente por baixo do condensador.
- Retirar o óculo.
- Abrir o diafragma e deslocar o patchstop até a luz ficar totalmente bloqueada. Utilizar fita adesiva para o fixar se não houver condensador no microscópio.
- Voltar a colocar o óculo e examinar a amostra. ( )[10]

Microscópio Fluorescente

Um microscópio de fluorescência é muito semelhante a um microscópio de luz convencional, com caraterísticas adicionais para melhorar as suas capacidades.

- O microscópio convencional utiliza luz visível (400-700 nanómetros) para iluminar e produzir uma imagem ampliada de uma amostra.
- Um microscópio de fluorescência, por outro lado, utiliza uma fonte de luz de intensidade muito mais elevada que excita uma espécie fluorescente numa amostra de interesse. Esta espécie fluorescente, por sua vez, emite uma luz de menor energia e de maior comprimento de onda que produz a imagem ampliada em vez da fonte de luz original.

A microscopia fluorescente é frequentemente utilizada para obter imagens de caraterísticas específicas de pequenos espécimes, como os micróbios. É também utilizada para realçar visualmente caraterísticas tridimensionais a pequenas escalas. Isto pode ser conseguido ligando etiquetas fluorescentes a anticorpos que, por sua vez, se ligam a caraterísticas específicas, ou através de coloração de uma forma menos específica. Quando a luz reflectida e a fluorescência de fundo são filtradas neste tipo de microscopia, podem ser visualizadas as partes visadas de uma determinada amostra. Isto dá ao investigador a capacidade de visualizar organelos desejados ou caraterísticas únicas da superfície de uma amostra de interesse. A microscopia confocal fluorescente é mais frequentemente utilizada para acentuar a natureza tridimensional das amostras. Isto é conseguido através da utilização de fontes de luz potentes, como lasers, que podem ser focadas até um ponto exato. Esta focagem é efectuada repetidamente ao longo de um nível de uma amostra

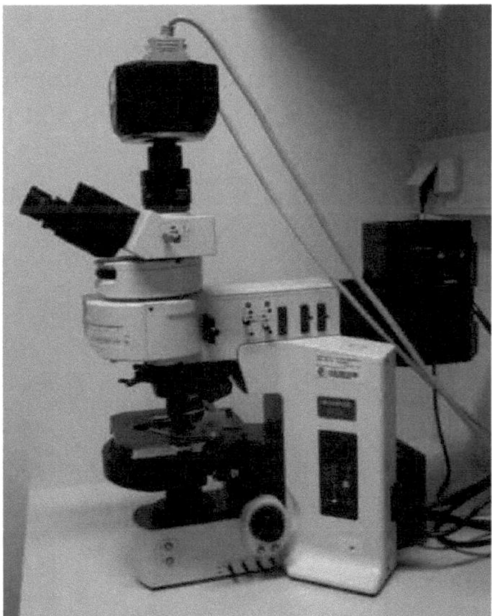

após outro. Na maioria das vezes, um programa de reconstrução de imagem junta os dados de imagem de vários níveis numa reconstrução 3-D da amostra em causa.

Como funciona a Microscopia Fluorescente?

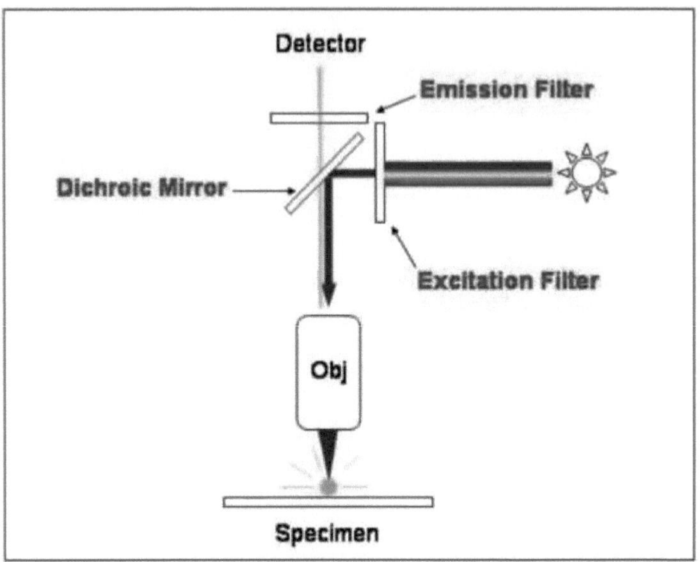

Na maioria dos casos, a amostra de interesse é marcada com uma substância fluorescente conhecida como fluoróforo e depois iluminada através da lente com a fonte de energia mais elevada. A luz de iluminação é absorvida pelos fluoróforos (agora ligados à amostra) e faz com que emitam uma luz de comprimento de onda mais longo e de menor energia. Esta luz fluorescente pode ser separada da radiação circundante com filtros concebidos para esse comprimento de onda específico, permitindo ao observador ver apenas o que está a fluorescer.

A tarefa básica do microscópio de fluorescência é deixar a luz de excitação irradiar a amostra e depois separar a luz emitida, muito mais fraca, da imagem. Primeiro, o microscópio tem um filtro que só deixa passar radiação com o comprimento de onda específico que corresponde ao material fluorescente. A radiação colide com os átomos da amostra e os electrões são excitados para um nível de energia mais elevado. Quando relaxam para um nível mais baixo, emitem luz. Para se tornar detetável (visível ao olho humano), a fluorescência emitida pela amostra é separada da luz de excitação, muito mais brilhante, num segundo filtro. Isto funciona porque a luz emitida é de energia mais baixa e tem um comprimento de onda mais longo do que a luz que é utilizada para iluminação.

A maior parte dos microscópios de fluorescência utilizados atualmente em biologia são microscópios de epi-fluorescência, o que significa que tanto a excitação como a observação da fluorescência ocorrem acima da amostra. A maioria utiliza uma lâmpada de descarga de arco de xénon ou mercúrio para a fonte de luz mais intensa.

Aplicações:

Estes microscópios são frequentemente utilizados para:

- Imagiologia de componentes estruturais de pequenas amostras, tais como células
- Realização de estudos de viabilidade de populações de células (estão vivas ou mortas)
- Imagiologia do material genético de uma célula (ADN e ARN)
- Visualização de células específicas dentro de uma população maior com técnicas como a FISH.[11]

Microscópio eletrónico:

O microscópio eletrónico é um tipo de microscópio que utiliza um feixe de electrões para criar uma imagem da amostra. É capaz de obter ampliações muito maiores e tem um maior poder de resolução do que um microscópio de luz, o que lhe permite ver objectos muito mais pequenos com mais pormenor. São equipamentos de grandes dimensões e dispendiosos, geralmente instalados numa pequena sala especialmente concebida para o efeito e que requerem pessoal qualificado para os operar.

A história do microscópio eletrónico:

Em meados do século XIX, os microscopistas tinham aceite que não era possível resolver estruturas com menos de meio micrómetro com um microscópio de luz, devido à fórmula de Abbe, mas o desenvolvimento do tubo catódico estava literalmente prestes a mudar a forma como se olhavam as coisas, utilizando electrões em vez de luz! Hertz (1857-94) sugeriu que os raios catódicos eram uma forma de movimento ondulatório e Weichert, em 1899, descobriu que estes raios podiam ser concentrados num pequeno ponto através da utilização de um campo magnético axial produzido por um longo solenoide. Mas só em 1926, quando Busch demonstrou teoricamente que um solenoide curto converge um feixe de electrões da mesma forma que o vidro pode convergir a luz do Sol, é que foi feita uma comparação direta entre a luz e os feixes de electrões. Busch deve, portanto, ser conhecido como o pai da ótica eletrónica.

Em 1931, os engenheiros alemães Ernst Ruska e Maximillian Knoll conseguiram ampliar uma imagem de electrões. Este foi, em retrospetiva, o momento da invenção do microscópio eletrónico, mas o primeiro protótipo foi realmente construído por Ruska em 1933 e era capaz de resolver até 50 nm. Embora fosse primitivo e não fosse realmente adequado para utilização prática, Ruska foi reconhecido cerca de 50 anos mais tarde com a atribuição de um Prémio Nobel. O primeiro microscópio eletrónico disponível no mercado foi construído em Inglaterra pela Metropolitan Vickers para o Imperial College, em Londres, e chamava-se EM1, embora nunca tenha ultrapassado a resolução de um bom microscópio ótico. Os primeiros microscópios electrónicos não entusiasmaram os microscopistas ópticos porque o feixe de electrões, que tinha uma densidade de corrente muito elevada, estava concentrado numa área muito pequena e era muito quente, pelo que carbonizava quaisquer espécimes não metálicos que fossem examinados. Quando se descobriu que era possível examinar com sucesso espécimes biológicos no microscópio eletrónico, depois de os tratar com ósmio e cortar fatias muito finas da amostra, o microscópio eletrónico começou a aparecer como uma proposta viável. Na Universidade de Toronto, em 1938, Eli Franklin Burton e os estudantes Cecil Hall, James Hillier e Albert Prebus construíram o primeiro microscópio eletrónico do Novo Mundo. Tratava-se de um instrumento eficaz e de alta resolução, cuja conceção acabou por conduzir ao que viria a ser conhecido como a gama de microscópios de grande sucesso da RCA (Radio Corporation of America).

Infelizmente, a eclosão da Segunda Guerra Mundial em 1939 atrasou um pouco o seu desenvolvimento, mas 20 anos após o fim da guerra os microscópios electrónicos comerciais de rotina eram capazes de uma resolução de 1 nm. [12]

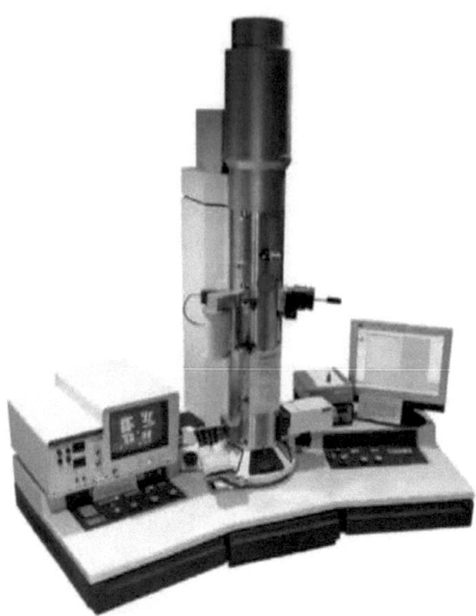

Como funcionam os microscópios electrónicos

Se alguma vez utilizou um microscópio vulgar, sabe que a ideia básica é simples. Há uma luz na parte inferior que brilha para cima através de uma fatia fina do espécime. Olhamos através de uma ocular e de uma lente potente para ver uma imagem consideravelmente ampliada do espécime (normalmente 10-200 vezes maior). Assim, existem essencialmente quatro partes importantes num microscópio vulgar:

1. A fonte de luz.
2. O espécime.
3. As lentes que fazem com que o espécime pareça maior.
4. A imagem ampliada do espécime que se vê.

Num microscópio eletrónico, estas quatro coisas são ligeiramente diferentes.

1. A fonte de luz é substituída por um feixe de electrões em movimento muito rápido.
2. A amostra tem normalmente de ser especialmente preparada e mantida dentro de uma câmara de vácuo da qual o ar foi bombeado para fora (porque os electrões não viajam muito longe no ar).
3. As lentes são substituídas por uma série de electroímanes em forma de bobina, através dos quais o feixe de electrões se desloca. Num microscópio normal, as lentes de vidro dobram (ou refractam) os feixes de luz que passam através delas para produzir uma ampliação. Num microscópio eletrónico, as bobinas dobram os feixes de electrões da mesma forma.
4. A imagem é formada como uma fotografia (chamada **micrografia eletrónica**) ou como uma imagem num ecrã de televisão.

Esta é a ideia básica e geral de um microscópio eletrónico. Mas, na verdade, existem vários tipos diferentes de microscópios electrónicos e todos eles funcionam de formas diferentes. Os três tipos mais conhecidos são os microscópios electrónicos de transmissão (TEM), os microscópios electrónicos de varrimento (SEM) e os microscópios de tunelamento de varrimento (STM).

Microscópios electrónicos de transmissão (TEM)
Um TEM tem muito em comum com um microscópio ótico normal. É necessário preparar cuidadosamente uma fatia fina da amostra (é um processo bastante laborioso) e colocá-la numa câmara de vácuo no meio da máquina. Depois disso, dispara-se um feixe de electrões através da amostra a partir de um canhão de electrões gigante no topo. O canhão utiliza bobinas electromagnéticas e altas voltagens (tipicamente de 50.000 a vários milhões de volts) para acelerar os electrões a velocidades muito elevadas. Graças à nossa velha amiga dualidade onda-partícula, os electrões (que normalmente consideramos partículas) podem comportar-se como ondas (tal como as ondas de luz podem comportar-se como partículas). Quanto mais depressa viajam, mais pequenas são as ondas que formam e mais detalhadas são as imagens que mostram. Quando atingem a velocidade máxima, os electrões atravessam a amostra e saem pelo outro lado, onde mais bobinas os focam para formar uma imagem no ecrã (para visualização imediata) ou numa chapa fotográfica (para fazer um registo permanente da imagem). Os TEMs são os microscópios electrónicos mais potentes: podemos utilizá-los para ver coisas com apenas 1 nanómetro de tamanho, pelo que aumentam efetivamente um milhão de vezes ou mais.
Microscópios electrónicos de varrimento (SEM)
A maior parte das imagens de microscópio eletrónico que vê nos livros - coisas como vespas a segurar microchips na boca - não são feitas por TEMs mas por microscópios electrónicos de varrimento (SEMs), que são concebidos para fazer imagens das superfícies de objectos minúsculos. Tal como num TEM, a parte superior de um SEM é um potente canhão de electrões que dispara um feixe de electrões para a amostra. Uma série de bobinas electromagnéticas puxam o feixe para trás e para a frente, fazendo-o passar lenta e sistematicamente pela superfície da amostra. Em vez de viajar através do espécime, o feixe de electrões reflecte-se diretamente nele. Os electrões que são reflectidos pela amostra (conhecidos como electrões secundários) são dirigidos para um ecrã, semelhante a um ecrã de televisão de raios catódicos, onde criam uma imagem semelhante à de uma televisão. Os MEVs são geralmente cerca de 10 vezes menos potentes do que os TEMs (por isso podemos usá-los para ver coisas com cerca de 10 nanómetros de tamanho). Como vantagem, produzem imagens 3D muito nítidas (em comparação com as imagens planas produzidas pelos TEMs) e os seus espécimes necessitam de menos preparação.
Microscópios de túnel de varrimento (STM)
Entre os mais recentes microscópios electrónicos, os STM foram inventados por Gerd Binnig e Heinrich Rohrer em 1981. Ao contrário dos TEMs, que produzem imagens do interior dos materiais, e dos SEMs, que mostram superfícies 3D, os STMs foram concebidos para fazer imagens detalhadas dos átomos ou moléculas na superfície de algo como um cristal. Funcionam também de forma diferente dos TEM e dos SEM: têm uma sonda metálica extremamente afiada que percorre a superfície da amostra para trás e para a frente. Ao fazê-lo, os electrões tentam sair do espécime e saltar através da fenda, para a sonda, através de um fenómeno invulgar chamado "tunelamento". Quanto mais próxima a sonda estiver da superfície, mais fácil é para os electrões entrarem nela, mais electrões escapam e maior é a corrente de tunelamento. O microscópio move constantemente a sonda para cima ou para baixo em pequenas quantidades para manter a corrente de tunelamento constante. Ao registar a quantidade de movimento da sonda, o microscópio mede efetivamente os picos e depressões da superfície da amostra. Um computador transforma esta informação num mapa da amostra que mostra a sua estrutura atómica detalhada. Uma grande desvantagem dos microscópios electrónicos comuns é que produzem detalhes espantosos utilizando feixes de electrões de alta energia, que tendem a danificar os objectos que estão a ser fotografados. Os STMs evitam este problema utilizando energias muito mais baixas.
Microscópios de força atómica (AFM)
Se acha que os STM são fantásticos, os AFM (microscópios de força atómica), também inventados por Gerd Binnig, são ainda melhores! Uma das grandes desvantagens dos STMs é que dependem da passagem de correntes eléctricas (fluxos de electrões) através dos materiais, pelo que só podem

fazer imagens de condutores.
Os AFMs não sofrem deste problema porque, embora utilizem ainda o tunelamento, não dependem de uma corrente que flua entre a amostra e uma sonda, pelo que podemos utilizá-los para fazer imagens à escala atómica de materiais como os plásticos, que não conduzem eletricidade.
Um AFM é um microscópio com um pequeno braço chamado cantilever com uma ponta na extremidade que percorre a superfície de uma amostra. À medida que a ponta percorre a superfície, a força entre os átomos de que é feita e os átomos da superfície muda constantemente, fazendo com que o cantilever se curve em quantidades mínimas. A quantidade de curvatura do cantilever é detectada fazendo incidir um feixe de laser na sua superfície. Ao medir a distância percorrida pelo feixe de laser, podemos medir a curvatura do cantilever e as forças que actuam sobre ele de momento a momento, e essa informação pode ser utilizada para determinar e traçar os contornos da superfície. Outras versões de AFMs (como a ilustrada aqui) fazem uma imagem medindo uma corrente que "passa por um túnel" entre a ponta de varrimento e uma sonda de tunelamento montada logo atrás dela. Os AFMs podem fazer imagens de coisas ao nível atómico e também podem ser utilizados para manipular átomos e moléculas individuais - uma das ideias-chave da nanotecnologia. ( )[13]

Centrifugadora

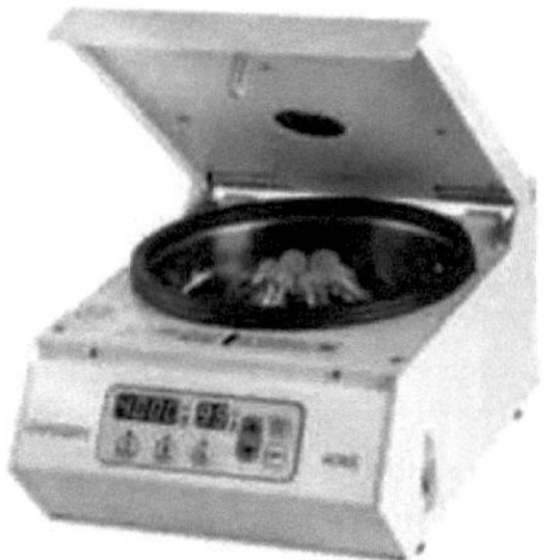

As separações são um passo crítico no seu fluxo de trabalho; assim, é importante considerar os requisitos da centrífuga e as especificações técnicas para as suas aplicações, desde a seleção da velocidade e força g adequadas até à exploração das últimas tendências em centrifugação. Uma vasta gama de centrífugas Thermo Scientific™ e os seus inovadores rotores estão disponíveis para todas as suas necessidades de processamento, suportando artigos de laboratório, desde microplacas e microtubos a frascos de grande capacidade - todos concebidos para proporcionar um desempenho excecional, centrifugação após centrifugação. [(14)]

A centrífuga é um aparelho que gira a alta velocidade e que, por força centrífuga, separa substâncias de diferentes densidades, como o leite e as natas. [(15)]

As centrífugas de bancada, capazes de atingir velocidades de cerca de 3.000 rpm, são utilizadas desde meados de 1800. Os primeiros instrumentos eram alimentados à mão, mas em 1912, com a introdução das centrífugas eléctricas, isso mudou. As primeiras centrifugadoras eram utilizadas principalmente para aplicações não biológicas, como a separação de leite e a recolha de precipitados.

O processo de centrifugação remonta a meados do século XV, quando eram utilizados sistemas de centrifugação manuais para separar o leite.

Em 1864, este sistema ad hoc de separação do leite foi comercializado por Antonin Prandtl, que desenvolveu a primeira centrifugadora de lacticínios com o objetivo de separar a nata do leite. Em 1864, este sistema ad hoc de separação do leite foi comercializado por Antonin Prandtl, que desenvolveu a primeira centrifugadora de lacticínios com o objetivo de separar as natas do leite.

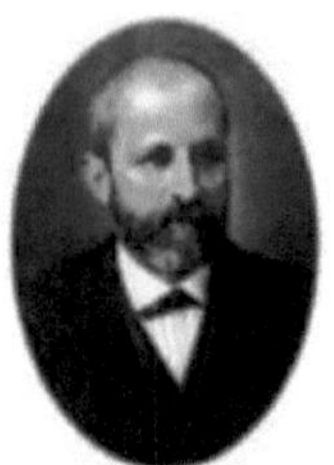

O potencial da centrífuga em laboratório foi explorado pela primeira vez por Friedrich Miescher. Em 1869, Miescher utilizou um sistema de centrifugação rudimentar para isolar um organelo celular. Este processo levou à descoberta de uma nova e importante classe de constituintes biológicos, mais tarde conhecidos como ácidos nucleicos.

O trabalho de Miescher foi rapidamente reconhecido e desenvolvido por outros. Em 1879, Gustaf de Laval demonstrou o primeiro separador centrífugo contínuo. Este desenvolvimento tornou possível, pela primeira vez, a comercialização da centrifugadora.

O próximo grande passo em frente na evolução da centrifugadora ocorreu durante as décadas de 1920 e 1930, quando a ultracentrifugadora capaz de atingir 900 000 g foi desenvolvida pelo químico sueco de coloides Theodor Svedberg. Os modelos capazes de atingir 900 000 g tendiam a ter rotores pequenos, pelo que as ultracentrifugadoras com rotores maiores, capazes de funcionar a cerca de 260 000 g, eram mais frequentemente utilizadas em trabalhos de rotina. Svedberg utilizou a sua centrifugadora para determinar o peso molecular e a estrutura das subunidades de proteínas altamente complexas, como a hemoglobina. Esta informação deu início a uma revolução na compreensão das estruturas das proteínas. Em 1926, Svedberg recebeu um Prémio Nobel pela invenção da ultracentrifugadora e pelo seu trabalho em química coloidal.

A ultracentrífuga de Svedberg, no entanto, era essencialmente um instrumento analítico, concebido especificamente para o registo preciso dos limites de sedimentação. Teria sido impossível convertê-la para processos preparativos pela simples razão de que o eixo do rotor era horizontal. A transição destes instrumentos analíticos para as modernas ultracentrífugas preparativas deu-se com os esforços do físico francês Emile Henriot, que conseguiu atingir velocidades de rotação muito elevadas através de um topo sem rolamentos, acionado e suportado por ar comprimido.

O interesse pelo isolamento de vírus levou Edward Pickels e Johannes Bauer a construírem a primeira centrifugadora de vácuo de alta velocidade adequada para o estudo de vírus filtráveis. Mais tarde, Pickels desenvolveu a ultracentrífuga mais conveniente, acionada eletricamente.

No início da década de 1930, Martin Behrens desenvolveu técnicas de centrifugação aperfeiçoadas, utilizando gradientes de densidade e solventes não aquosos para a separação dos núcleos. Melhorou as técnicas de centrifugação utilizando gradientes de densidade de solventes não aquosos para a separação de núcleos. A sua abordagem ao fracionamento de tecidos tinha como objetivo isolar um ou mais componentes identificáveis de células rompidas que pudessem ser caracterizadas física e quimicamente.

Em 1942, Albert Claude e James Potter publicaram um artigo de referência, Isolation of Chromatin Threads from the Resting Nucleus of Leukemic Cells. Este trabalho delineou uma série de passos de centrifugação em que o sobrenadante ou o sedimento eram recolhidos até que os filamentos de cromatina desenvolvidos por Martin Behrens no início da década de 1930 fossem retirados do sedimento final.

No início da década de 1950, foi introduzida a centrifugação com gradiente de densidade para o fracionamento de tecidos, um processo desenvolvido por um virologista de plantas, Myron K. Brakke, que trabalhava no Jardim Botânico de Brooklyn.

Em 1962, a Netheler & Hinz Medizintechnik, uma empresa sediada em Hamburgo, Alemanha, e atualmente conhecida como Eppendorf, desenvolveu a primeira microcentrífuga para utilização em laboratório. Este sistema de microlitros (modelo 3200) foi introduzido para utilização em laboratórios analíticos de rotina numa escala de microlitros e oferecia apenas um seletor para controlar o tempo de centrifugação. O Sistema de Microlitros foi a base para uma vasta gama de ferramentas para o laboratório molecular, que foram posteriormente desenvolvidas por uma variedade de empresas de biotecnologia e de material de laboratório.
Em 1971, a HEINKEL desenvolveu a primeira centrífuga de filtro invertido HF.
Em 1976, a primeira centrífuga do mundo controlada por microprocessador foi lançada na ACHEMA pela Hettich. Esta inovação foi considerada avançada para o seu tempo e chegou muitos anos antes de esta tecnologia se tornar padrão.
Durante os anos 80, a Beckman lançou as primeiras ultracentrifugadoras de chão.
Durante os anos 90, a Beckman lançou a centrífuga de alto desempenho Avanti, que se tornou num dos modelos de centrífuga mais populares da história. Também durante esta década, a Hettich desenvolveu a primeira centrífuga com capacidade de funcionamento robotizado. Esta centrífuga também oferecia controlo por PC e posicionamento ajustável do rotor. Em 1991, a HEINKEL introduziu a hiper-centrifugação para desidratação a alta pressão. Em 1992, a HEINKEL desenvolveu o sistema PAC (Pressure Added Centrifugation).
Em 2000, a Eppendorf inovou a sua linha de microcentrífugas clássicas com a centrífuga refrigerada 5415D, que era a microcentrífuga refrigerada mais pequena e silenciosa do mercado. Também nesse ano, a Eppendorf lançou a MiniSpin e a MiniSpin Plus, conhecidas como centrífugas pessoais - uma nova era para o mercado das centrífugas. [15]

Categorias de centrífugas e acessórios

Microcentrifugadora:

As microcentrifugadoras compactas, seguras e fáceis de utilizar combinam potência com versatilidade e comodidade. Descubra como as nossas microcentrifugadoras podem acelerar os seus processos de preparação de amostras e apoiar todos os seus protocolos de microvolume.

Centrifugadora de bancada:

As centrífugas de bancada Thermo Scientific™ proporcionam um processamento eficiente de amostras em protocolos clínicos, aplicações de cultura de células, processamento de microplacas e uma variedade de necessidades de separação.

Centrifugadora de uso geral:

As centrífugas de uso geral Thermo Scientific™ apresentam tecnologias inovadoras de rotor concebidas para um melhor desempenho e flexibilidade na bancada, maior capacidade de amostra e maior velocidade.

Centrifugadora de alta velocidade:

As centrífugas de supervelocidade Thermo Scientific™ Sorvall™ combinam tecnologia de ponta, desempenho de alta velocidade e capacidades versáteis de rotor, permitindo-lhe maximizar a produtividade com taxas de aceleração impressionantes.

Ultracentrifugadora:

Combinando velocidade, segurança e ergonomia excepcionais num design compacto, as nossas ultracentrifugadoras e micro-ultracentrifugadoras foram concebidas para proporcionar um desempenho excecional e versatilidade para uma variedade de aplicações.

Centrifugadora de grande capacidade:

Concebidas para combinar desempenho fiável e facilidade de utilização com funcionalidade avançada, as nossas centrifugadoras de grande capacidade proporcionam separações reprodutíveis para aplicações de elevado rendimento, como bancos de sangue e bioprocessamento.

Rotor de centrifugação:

Os nossos rotores centrífugos são concebidos para máxima flexibilidade de aplicação e separações de qualidade, apoiando aplicações em bancos clínicos e de sangue, microbiologia, cultura de tecidos, biologia molecular e genómica, descoberta de medicamentos e proteómica. ( )[14]

Autoclave

Autoclaves (esterilizadores a vapor) para aplicações de esterilização laboratorial de líquidos, vidros e riscos biológicos. Caraterísticas do esterilizador de autoclave especificamente concebidas para esterilizar aplicações laboratoriais utilizadas nas indústrias laboratorial, microbiológica, farmacêutica, alimentar e química. Concebido para proporcionar um desempenho repetível de alta qualidade e documentação para aplicações laboratoriais e processos de garantia de qualidade. [(16)]

Muitos autoclaves são utilizados para esterilizar equipamento e materiais, submetendo-os a vapor saturado a alta pressão a 121 °C (249 °F) durante cerca de 15-20 minutos, dependendo do tamanho da carga e do conteúdo. O autoclave foi inventado por Charles Chamberland em 1879, embora um precursor conhecido como digestor a vapor tenha sido criado por Denis Papin em 1679.

As autoclaves de esterilização são amplamente utilizadas em microbiologia, medicina, podologia, tatuagem, piercing corporal, medicina veterinária, micologia, funerárias, odontologia e fabrico de próteses. Variam em tamanho e função, dependendo do meio a ser esterilizado.

As cargas típicas incluem material de vidro de laboratório, outros equipamentos e resíduos, instrumentos cirúrgicos e resíduos médicos.

Uma aplicação recente e cada vez mais popular dos autoclaves é o tratamento e esterilização pré-disposição de resíduos, tais como resíduos hospitalares patogénicos. As máquinas desta categoria funcionam, em grande parte, segundo os mesmos princípios que os autoclaves convencionais, na medida em que são capazes de neutralizar agentes potencialmente infecciosos utilizando vapor pressurizado e água sobreaquecida. Uma nova geração de conversores de resíduos é capaz de obter o mesmo efeito sem um recipiente sob pressão para esterilizar meios de cultura, material de borracha, batas, pensos, luvas, etc. É particularmente útil para materiais que não podem suportar a temperatura mais elevada de um forno de ar quente. [(17)]

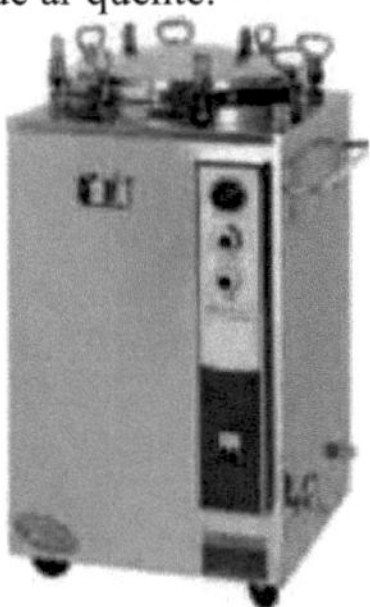

Uma câmara de autoclave esteriliza instrumentos médicos ou de laboratório aquecendo-os acima do ponto de ebulição. A maioria das clínicas tem autoclaves de mesa, de tamanho semelhante ao dos fornos micro-ondas. Os hospitais utilizam autoclaves de grandes dimensões, também chamados autoclaves horizontais. Estão normalmente localizados no Departamento Central de Serviços de Esterilização (CSSD) e podem processar vários instrumentos cirúrgicos num único ciclo de esterilização, satisfazendo a procura contínua de equipamento esterilizado nos blocos operatórios e nas enfermarias de urgência. ([1] 8)
A autoclavagem, por vezes designada por esterilização a vapor, é a utilização de vapor pressurizado para matar agentes infecciosos e desnaturar proteínas. Este tipo de "calor húmido" é considerado o método mais fiável de esterilização de equipamento de laboratório e de descontaminação de resíduos de risco biológico.

Ciclos de autoclave

Existem 2 ciclos básicos de autoclave:

- Gravidade ou "escape rápido"
- Líquido ou "escape lento"

Os dois ciclos e os materiais adequados a cada um deles são descritos a seguir.

Ciclo	Materiais	Descrição
Gravidade ou "escape rápido"	Artigos secos, artigos de vidro, etc.	Este ciclo carrega a câmara com vapor e mantém-na a uma pressão e temperatura definidas durante um determinado período de tempo. No final do ciclo, abre-se uma válvula e a câmara regressa rapidamente à pressão atmosférica. O tempo de secagem também pode ser adicionado ao ciclo.
Líquido ou "escape lento"	Líquidos	Este ciclo evita que os líquidos esterilizados entrem em ebulição. O vapor é expelido lentamente no final do ciclo, permitindo que os líquidos (que estarão sobreaquecidos) arrefeçam.

Controlo da esterilidade

O indicador químico (por exemplo, fita de autoclave) deve ser utilizado com cada carga colocada no autoclave.
No entanto, a utilização da fita de autoclave por si só não constitui um controlo adequado da eficácia. A monitorização da esterilidade do autoclave deve ser efectuada pelo menos uma vez por mês, utilizando indicadores biológicos adequados (tiras de esporos de Bacillus stearothermophilus) colocados em locais em todo o autoclave.
Os esporos, que podem sobreviver a 250°F durante 5 minutos, mas morrem a 250°F em 13 minutos, são mais resistentes ao calor do que a maioria, proporcionando assim uma margem de segurança adequada aquando da validação dos procedimentos de descontaminação. Cada tipo de contentor utilizado deve ser testado quanto à presença de esporos, uma vez que a eficácia varia consoante a carga, o volume de fluido, etc.[(19)]

Incubadoras

Num laboratório médico, as incubadoras desempenham um papel importante, uma vez que proporcionam um ambiente controlado que regula e ajusta a temperatura, a humidade e a ventilação. Estas unidades são utilizadas para manter bebés pré-maduros, cultivar microrganismos e chocar ovos de aves. Para além disso, hoje em dia, as pessoas têm cada vez mais curiosidade em criar animais de estimação, como lagartos e anfíbios, em vez de os comprar. Por conseguinte, para chocar um ovo de réptil, são necessárias determinadas condições de temperatura, que só podem ser asseguradas por estas unidades. [(20)]
As culturas celulares e os microrganismos devem ser incubados numa atmosfera controlada. Na incubadora normal e na incubadora refrigerada, a temperatura é controlada e, além disso, na

incubadora de CO2, o teor de dióxido de carbono, a humidade e, em alguns casos, o teor de oxigénio e azoto também são controlados.

Exemplos de aplicações na incubadora:

- Cultivo de culturas celulares
- Reprodução de colónias de germes com subsequente contagem de germes na indústria alimentar
- Reprodução de colónias de germes e subsequente determinação da carência bioquímica de oxigénio (monitorização de águas residuais)
- Reprodução de microrganismos como bactérias, fungos, leveduras ou vírus
- Reprodução de insectos e incubação de ovos em zoologia
- Armazenamento controlado de amostras
- Crescimento de cristais/cristais de proteínas

Requisitos da incubadora

Estabilidade e homogeneidade da temperatura: Os organismos vivos reagem de forma extremamente sensível às variações de temperatura. Para garantir resultados de teste reprodutíveis, a estabilidade e a homogeneidade da temperatura são critérios de qualidade importantes para uma incubadora, mesmo sem o funcionamento de um ventilador.

Os meios nutritivos em que as culturas são cultivadas não devem, em caso algum, secar. Caso contrário, existe o risco de os resultados dos testes serem corrompidos ou de as culturas morrerem completamente. Os aparelhos com convecção natural são, portanto, ideais, uma vez que o processo de secagem não é acelerado, ao contrário dos aparelhos com circulação forçada de ar.

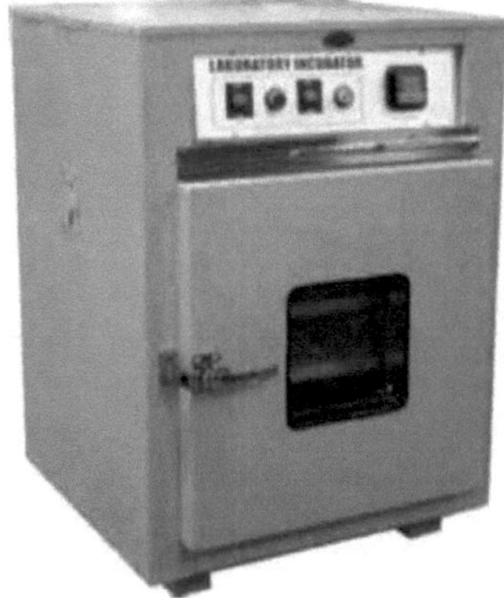

Evitar a contaminação

A higiene é uma prioridade máxima quando se trabalha com uma incubadora. Os germes podem chegar às amostras através do movimento do ar na câmara ou de impurezas nas superfícies da câmara. A câmara deve, por isso, ser concebida da forma mais suave possível e sem cantos ou encaixes afiados. Os interiores da incubadora são normalmente fabricados em aço inoxidável 1.4301 sem corrosão (segundo a norma ASTM 304) para facilitar a limpeza e são alisados por alguns fabricantes para evitar a fixação de germes. Para poder observar a carga da câmara sem ter de abrir a porta, as incubadoras estão normalmente equipadas com uma porta interior de vidro.[22]

Forno de ar quente

O forno de ar quente é normalmente utilizado para a esterilização por calor seco. A esterilização por calor seco é um método de controlo de microrganismos. Utiliza temperaturas mais elevadas na gama de 160-180°C e requer um tempo de exposição até 2 horas, dependendo da temperatura utilizada.

As vantagens do calor seco incluem a boa penetrabilidade e a natureza não corrosiva, o que o torna aplicável à esterilização de objectos de vidro e instrumentos cirúrgicos metálicos. Também é utilizado para esterilizar líquidos termoestáveis não aquosos e pós termoestáveis.

O calor seco destrói as endotoxinas bacterianas (ou pirogénios) que são difíceis de eliminar por outros meios e esta propriedade torna-o aplicável à esterilização de garrafas de vidro que devem ser enchidas assepticamente). O calor seco mata por oxidação, desnaturação de proteínas e efeitos tóxicos de níveis elevados de electrólitos.

O forno de ar quente, que é normalmente utilizado para a esterilização por calor seco, é constituído pelas seguintes partes:

- Uma câmara isolada rodeada por uma caixa exterior que contém aquecedores eléctricos.
- Um ventilador
- Prateleiras
- Termopares
- Sensor de temperatura
- Comandos de fecho de portas

Funcionamento:

- Os objectos a esterilizar são primeiro embrulhados ou fechados em recipientes de cartão, papel ou alumínio.
- Em seguida, os materiais são dispostos de modo a assegurar um fluxo de ar ininterrupto.
- O forno pode ser pré-aquecido para materiais com fraca condutividade térmica.
- Deixa-se que a temperatura desça para 40°C, antes da remoção do material esterilizado.

Vantagens:

- Este tratamento mata a endotoxina bacteriana, o que nem todos os tratamentos conseguem fazer.
- Proteção de objectos cortantes ou de instrumentos com arestas cortantes (menos problemas de embotamento das arestas cortantes).
- A esterilização por calor seco no forno de ar quente não deixa resíduos químicos.
- Elimina os problemas de "embalagem molhada" em climas húmidos.

Desvantagens:

- Os artigos de plástico e borracha não podem ser esterilizados por calor seco porque as temperaturas utilizadas (160170°C) são demasiado elevadas para estes materiais.
- O calor seco penetra nos materiais de forma lenta e irregular.

- E o forno necessita de uma fonte contínua de eletricidade.

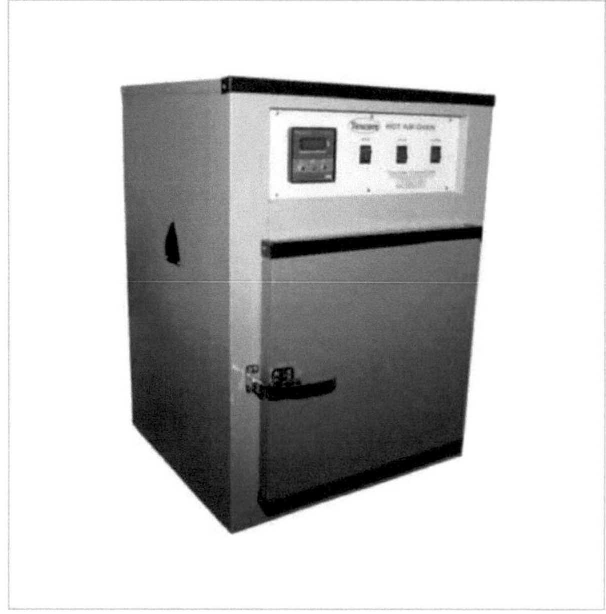

Diretrizes de segurança

- Antes de colocar no forno de ar quente

i) Secar completamente os objectos de vidro

ii) Tapar os tubos de ensaio com algodão

iii) Embrulhar os objectos de vidro em papel Kraft. Não sobrecarregar a estufa. A sobrecarga altera a convecção do calor e aumenta o tempo necessário para a esterilização.

- Permitir a livre circulação de ar entre os materiais.
- O material utilizado para embrulhar instrumentos e outros artigos deve ser suficientemente poroso para deixar passar o vapor, mas suficientemente apertado para proteger contra partículas de pó e microrganismos. ([2] 3)

Balança analítica

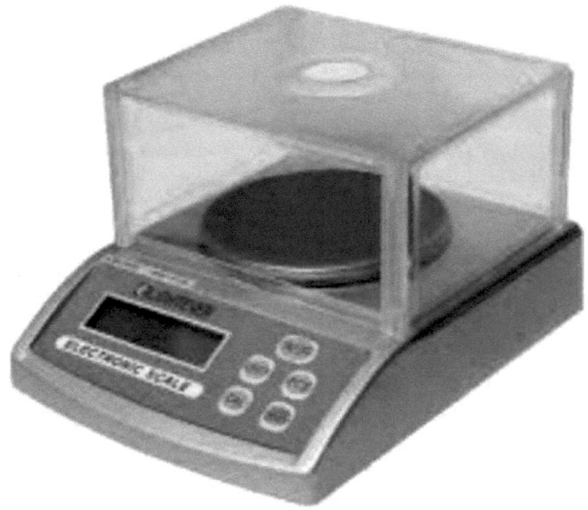

Uma ferramenta de medição mais precisa, necessária para fins científicos e médicos, pode exigir a utilização de balanças analíticas. Quando se lida com situações potencialmente perigosas e de risco de vida, comuns nestes campos, medições precisas podem significar a diferença entre um sucesso retumbante e um fracasso catastrófico, tanto no laboratório como na sala de operações. Isto é ainda mais acentuado quando uma experiência de laboratório ou uma operação médica é posta à prova num ambiente quotidiano.

Uma balança analítica pode ter a sua quota-parte de ensaios e utilizações, como nos campos científicos e médicos acima mencionados, para além de outros campos de estudo como a ciência culinária ou o trabalho industrial. Qualquer forma de trabalho que exija a medição precisa de diferentes tipos de produtos químicos, materiais, substâncias e outros itens sensíveis pode exigir a utilização de balanças analíticas, juntamente com a manutenção e os cuidados necessários de qualquer máquina de precisão.

Utilização de uma balança analítica

As balanças analíticas são utilizadas em diferentes substâncias laboratoriais para ajudar a determinar a massa com grande precisão e exatidão. As balanças analíticas também são capazes de pesar amostras de laboratório até micro quantidades. Estas amostras de laboratório contidas na balança analítica são encerradas numa câmara de pesagem transparente, que também protege a substância de adulteração quando colocada na balança, bem como evita que as correntes de ar na sala afectem o funcionamento da balança.

As leituras precisas são obtidas através da manutenção de uma carga constante na viga da balança, em que a massa é subtraída no mesmo lado da viga em que a substância da amostra é adicionada. A medição final da balança é obtida através da utilização de uma pequena força de mola em vez das massas fixas subtraídas.

Uma amostra a ser pesada dentro de qualquer balança analítica deve ser manuseada com muito cuidado em todos os momentos. A temperatura ambiente deve ser mantida tanto na balança como na amostra antes do início do processo de pesagem. Um desvio da temperatura ambiente pode causar a formação de correntes de ar que perturbam a amostra dentro da balança analítica. As diferenças de temperatura podem também diminuir a precisão e exatidão da balança analítica. Sendo um instrumento de precisão, uma balança analítica precisa de ser calibrada sempre que uma amostra é pesada. As balanças analíticas mais recentes podem ter uma função de calibração automática que requer apenas um curto período de arrefecimento para se aclimatar às condições ambientais presentes no laboratório quando são ligadas. Uma balança analítica pode ter massas padrão utilizadas no processo de calibração automática.

Quando a balança analítica estiver calibrada, não coloque pesos ou objectos adicionais na mesma mesa de laboratório em que se encontra a balança analítica. Isto também pode causar efeitos negativos na exatidão do processo de pesagem. A balança também deve ser operada a uma distância confortável. Tenha especial cuidado para não bater ou adulterar acidentalmente a balança durante a pesagem, pois terá de repetir todo o processo de pesagem desde o início.

Dependendo das amostras a pesar. Os pós, grânulos e líquidos não devem ser transferidos diretamente para o prato de pesagem; os materiais granulados ou em pó devem ser colocados na balança utilizando um pedaço de papel. Os líquidos podem ter de ser transferidos para a plataforma de pesagem através da utilização de uma espátula que verte a substância para a balança analítica. As substâncias higroscópicas que absorvem humidade no momento em que são expostas ao ar devem ser pesadas o mais rapidamente possível para se obterem resultados exactos e precisos. Também é evidente que as substâncias tóxicas ou inflamáveis devem ser manuseadas com muito cuidado quando colocadas na balança.

Uma substância pesada em balanças analíticas de qualquer tipo pode ter de ser tarada depois de ser pesada na balança, de modo a não ter em conta o peso adicionado do recipiente ou vaso em que a substância está contida. Algumas balanças analíticas podem simplesmente ter um botão de tara na própria balança, enquanto outras não, exigindo o uso de cálculo manual. Esta opção presente nalgumas balanças analíticas permite que a balança anule o peso extra do recipiente ou vaso contado durante o processo de pesagem. O processo de tara requer que as portas da câmara de pesagem estejam fechadas para que os dados sejam corretos e precisos.

Manutenção de uma balança analítica

Todos os instrumentos de precisão necessitam de manutenção periódica para funcionarem com o máximo desempenho e eficiência. As balanças analíticas não são diferentes desta regra. Certifique-se de que exerce os cuidados e a manutenção adequados nas balanças analíticas para garantir um elevado grau de precisão durante cada sessão de pesagem.

A câmara de pesagem deve estar sempre livre de partículas de pó, mesmo quando não está a ser utilizada. O mais pequeno indício de sujidade pode fazer com que os resultados da pesagem se desviem em pequenas quantidades, uma vez que a maioria das balanças analíticas são instrumentos particularmente sensíveis. As portas da câmara de pesagem devem estar sempre fechadas, para que o pó e outras partículas não entrem na câmara de pesagem.

Tenha especial cuidado em limpar regularmente o prato ou a plataforma de pesagem, de modo a garantir resultados de medição precisos que não sejam afectados por partículas de pó e sujidade. Certifique-se também de que não toca na plataforma de pesagem sem luvas esterilizadas, para não deixar impressões digitais ou sujidade acumulada nos dedos. Estas partículas, aparentemente insignificantes, também podem afetar o curso do processo de pesagem mais do que seria confortável para si. Pode ser utilizado um pano macio ou uma escova esterilizada para limpar balanças analíticas típicas. ( )[24]

Banho de água

Um **banho-maria** é um equipamento de laboratório constituído por um recipiente cheio de água aquecida. É utilizado para incubar amostras em água a uma temperatura constante durante um longo período de tempo. Todos os banhos de água têm uma interface digital ou analógica que permite aos utilizadores definir a temperatura desejada. As utilizações incluem o aquecimento de reagentes, a fusão de substratos ou a incubação de culturas de células. Também é utilizado para permitir que certas reacções químicas ocorram a altas temperaturas. O banho de água é uma fonte de calor preferida para aquecer produtos químicos inflamáveis em vez de uma chama aberta para evitar a ignição. São utilizados diferentes tipos de banhos de água consoante a aplicação. Todos os banhos de água podem ser utilizados até 99,9 °C. Quando a temperatura é superior a 100 °C, podem ser utilizados métodos alternativos, como o banho de óleo, o banho de silicone ou o banho de areia.

Precauções:

- Não se recomenda a utilização do banho de água com reacções sensíveis à humidade ou pirofóricas. Não aquecer um fluido de banho acima do seu ponto de inflamação.
- O nível da água deve ser controlado regularmente e enchido apenas com água destilada. Isto é necessário para evitar que os sais se depositem no aquecedor.
- Podem ser adicionados desinfectantes para impedir o crescimento de organismos.
- Aumentar a temperatura para 90 °C ou mais, uma vez por semana, durante meia hora, para efeitos de descontaminação.
- Os marcadores tendem a descolar-se facilmente em banhos de água. Utilize os resistentes à água.
- Se a aplicação envolver líquidos que libertem fumos, recomenda-se que o banho de água seja operado num exaustor ou numa área bem ventilada.
- A tampa está fechada para evitar a evaporação e para ajudar a atingir temperaturas elevadas.
- Colocar o aparelho numa superfície estável e afastada de materiais inflamáveis.

Tipos de banho-maria

- **Banho de água circulante:**

Os banhos de circulação de água (também chamados de *agitadores)* são ideais para aplicações em que a uniformidade e a consistência da temperatura são críticas, como em experiências enzimáticas e serológicas. A água circula completamente por todo o banho, resultando numa temperatura mais uniforme.

- **Banho de água sem circulação de ar :**

Este tipo de banho-maria baseia-se principalmente na convecção em vez de a água ser aquecida uniformemente. Por conseguinte, é menos preciso em termos de controlo da temperatura. Além disso, existem complementos que permitem agitar os banhos de água sem circulação para criar uma transferência de calor mais uniforme.

- **Banho-maria com agitação :**

Este tipo de banho-maria tem um controlo adicional para agitar, o que faz com que os líquidos se movam. Esta função de agitação pode ser ligada ou desligada. Nas práticas microbiológicas, a agitação constante permite que as culturas de células cultivadas em líquido se misturem constantemente com o ar. [25]

Espectrofotómetro

- Um espetrofotómetro é um fotómetro que pode medir a intensidade em função do comprimento de onda da fonte de luz. As caraterísticas importantes dos espectrofotómetros são a largura de banda espetral e a gama linear de medição da absorção ou da reflectância.
- Um espetrofotómetro é normalmente utilizado para medir a transmitância ou a reflectância de soluções, sólidos transparentes ou opacos, como o vidro polido, ou gases. No entanto, também podem ser concebidos para medir a difusividade em qualquer uma das gamas de luz listadas, que normalmente cobrem cerca de 200 nm - 2500 nm, utilizando diferentes controlos e calibrações. Dentro destas gamas de luz, são necessárias calibrações na máquina utilizando padrões que variam de tipo consoante o comprimento de onda da determinação fotométrica. ( )[26]

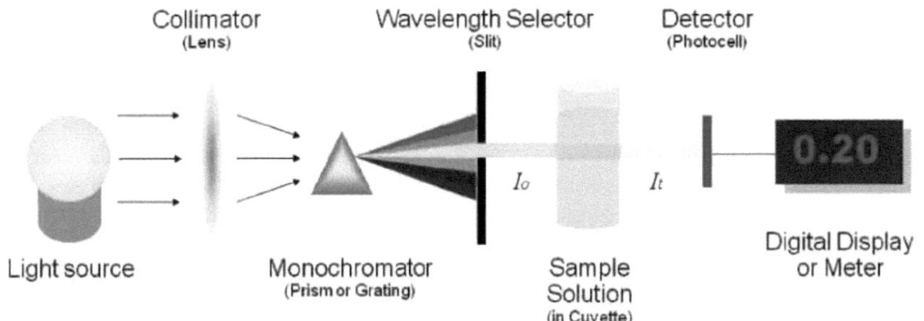

História:

Em 1940, estavam disponíveis no mercado vários espectrofotómetros, mas os primeiros modelos não funcionavam no ultravioleta. Arnold O. Beckman desenvolveu uma versão melhorada na National Technical Laboratories Company, mais tarde Beckman Instrument Company e, por fim, Beckman Coulter. Foram desenvolvidos os modelos A, B e C (foram produzidas três unidades do modelo C) e, em seguida, o modelo D, que se tornou o DU. Toda a eletrónica estava contida na caixa do instrumento e este tinha uma nova lâmpada de hidrogénio com contínuo ultravioleta e um monocromador melhor. Este instrumento foi produzido de 1941 a 1976, essencialmente com o mesmo desenho; foram vendidos mais de 30.000 exemplares. O preço em 1941 era de 723 dólares (os acessórios de ultravioleta distante eram uma opção com um custo adicional). Bruce Merrifield, Prémio Nobel da Química, afirmou que este era "provavelmente o instrumento mais importante alguma vez desenvolvido para o avanço da biociência.

Conceção:

Existem duas classes principais de dispositivos: feixe simples e feixe duplo. Um espetrofotómetro de feixe duplo compara a intensidade da luz entre duas trajectórias de luz, uma das quais contém uma amostra de referência e a outra a amostra de ensaio. Um espetrofotómetro de feixe simples mede a intensidade relativa da luz do feixe antes e depois da inserção de uma amostra de ensaio. Embora as medições de comparação com instrumentos de feixe duplo sejam mais fáceis e mais estáveis, os instrumentos de feixe único podem ter uma gama dinâmica maior e são opticamente mais simples e compactos. Além disso, alguns instrumentos especializados, como os espectrofotómetros incorporados em microscópios ou telescópios, são instrumentos de feixe único devido à sua praticidade.

Historicamente, os espectrofotómetros utilizam um monocromador com uma grelha de difração para produzir o espetro analítico. A grelha pode ser móvel ou fixa. Se for utilizado um único detetor, como um tubo fotomultiplicador ou um fotodíodo, a grelha pode ser varrida passo a passo para que o detetor possa medir a intensidade da luz em cada comprimento de onda (que corresponderá a cada "passo"). Podem também ser utilizadas matrizes de detectores, tais como dispositivos de carga acoplada (CCD) ou matrizes de fotodíodos (PDA). Nestes sistemas, a grelha é fixa e a intensidade de cada comprimento de onda da luz é medida por um detetor diferente na matriz. Além disso, a maioria dos espectrofotómetros modernos de infravermelhos médios utiliza uma técnica de transformada de Fourier para obter a informação espetral. Esta técnica é designada por espetroscopia de infravermelhos com transformada de Fourier.

Ao efetuar medições de transmissão, o espetrofotómetro compara quantitativamente a fração de luz que passa através de uma solução de referência e de uma solução de teste, depois compara eletronicamente as intensidades dos dois sinais e calcula a percentagem de transmissão da amostra em comparação com o padrão de referência. Para medições de reflectância, o espetrofotómetro compara quantitativamente a fração de luz que é reflectida pelas amostras de referência e de teste. A luz da lâmpada de origem é passada através de um monocromador, que difracta a luz num "arco-íris" de comprimentos de onda através de um prisma rotativo e emite larguras de banda estreitas deste espetro difractado através de uma fenda mecânica no lado de saída do monocromador. Estas larguras de banda são transmitidas através da amostra de ensaio. Em seguida, a densidade do fluxo de fotões (geralmente, watts por metro quadrado) da luz transmitida ou reflectida é medida com um fotodíodo, um dispositivo de carga acoplada ou outro sensor de luz. O valor da transmitância ou da reflectância para cada comprimento de onda da amostra de ensaio é então comparado com os valores de transmissão ou de reflectância da amostra de referência. A maioria dos instrumentos aplica uma função logarítmica ao rácio de transmitância linear para calcular a "absorvência" da amostra, um valor que é proporcional à "concentração" da substância química que está a ser medida.

Em suma, a sequência de eventos num espetrofotómetro moderno é a seguinte

1. A fonte de luz é projectada num monocromador, difractada num arco-íris e dividida em dois feixes. Em seguida, a luz é varrida através da amostra e das soluções de referência.
2. As fracções dos comprimentos de onda incidentes são transmitidas ou reflectidas através da amostra e da referência.
3. A luz resultante atinge o dispositivo fotodetector, que compara a intensidade relativa dos dois feixes.
4. Os circuitos electrónicos convertem as correntes relativas em percentagens de transmissão linear e/ou valores de absorvância/concentração.

Muitos espectrofotómetros mais antigos têm de ser calibrados através de um procedimento conhecido como "zeragem", para equilibrar a saída de corrente nula dos dois feixes no detetor. A transmissão de uma substância de referência é definida como um valor de referência (datum), pelo que a transmissão de todas as outras substâncias é registada em relação à substância inicial "zerada". O espetrofotómetro converte então o rácio de transmissão em "absorvência", a concentração de componentes específicos da amostra de ensaio em relação à substância inicial.

Aplicação em bioquímica:

A espetrofotometria é uma técnica importante utilizada em muitas experiências bioquímicas que envolvem o isolamento de ADN, ARN e proteínas, cinética enzimática e análises bioquímicas. Uma breve explicação do procedimento de espetrofotometria inclui a comparação da absorvência de uma amostra em branco, que não contém um composto colorido, com uma amostra que contém um composto colorido. Esta coloração pode ser obtida por um corante, como o corante Coomasie Brilliant Blue G-250, ou por uma reação enzimática, como a observada entre a β-galactosidase e o ONPG (torna a amostra amarela). O espetrofotómetro é utilizado para medir compostos coloridos na região visível da luz (entre 350 nm e 800 nm), pelo que pode ser utilizado para obter mais informações sobre a substância em estudo. Nas experiências bioquímicas, é escolhida uma propriedade química e/ou física e o procedimento utilizado é específico para essa propriedade, a fim de obter mais informações sobre a amostra, como a quantidade, a pureza, a atividade enzimática, etc. A espetrofotometria pode ser utilizada para uma série de técnicas, tais como a determinação do comprimento de onda ótimo de absorção das amostras, a determinação do pH ótimo para a absorção das amostras, a determinação das concentrações de amostras desconhecidas e a determinação do pKa de várias amostras. A espetrofotometria é também um procedimento útil para a purificação de proteínas e pode também ser utilizada como um método para criar ensaios ópticos de um composto. Os dados espectrofotométricos também podem ser utilizados em conjunto com a equação de Beer-Lambert, $A= -\log_{10} T=\varepsilon cl=OD$, para determinar várias relações entre transmitância e concentração, e absorvância e concentração. Uma vez que um espetrofotómetro mede o comprimento de onda de um composto através da sua cor, pode ser adicionada uma substância que ligue um corante para que este possa sofrer uma mudança de cor e ser medido. Os espectrofotómetros foram desenvolvidos e melhorados ao longo de décadas e têm sido amplamente utilizados pelos químicos. Adicionalmente, Os espectrofotómetros são especializados na medição de valores de absorvância de comprimentos de onda de luz UV ou visível. É considerado um instrumento altamente exato, muito sensível e, portanto, extremamente preciso, especialmente na determinação da mudança de cor. Este método também é conveniente para utilização em experiências laboratoriais porque é um processo barato e relativamente simples. [(27)]

Destilador:

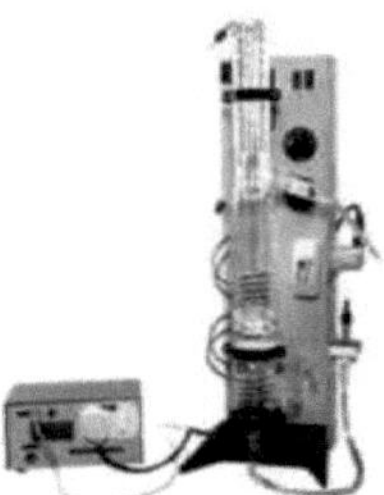

O equipamento utilizado para a purificação e destilação de água inclui sistemas de água desionizada (DI), destiladores de água, sistemas de água de grau de reagente e filtros de laboratório.

A água destilada e a água DI são os tipos mais comuns de água purificada utilizada no laboratório, mas as técnicas também utilizadas para produzir água de alta pureza incluem:

- Filtragem de carbono
- Troca de iões
- Osmose inversa (RO)
- Ultrafiltração
- Oxidação UV

A água purificada é necessária em PCR, sequenciação de ADN, investigação de proteínas, cromatografia e preparação de meios.[28]

Micrótomos:

Um **micrótomo** (do grego *mikros*, que significa "pequeno", e *temnein*, que significa "cortar") é uma ferramenta utilizada para cortar fatias extremamente finas de material, conhecidas como secções. Importantes na ciência, os micrótomos são utilizados em microscopia, permitindo a preparação de amostras para observação sob luz transmitida ou radiação de electrões. Os micrótomos utilizam lâminas de aço, vidro ou diamante, dependendo da amostra a ser cortada e da espessura desejada das secções a cortar. As lâminas de aço são utilizadas para preparar secções de tecidos animais ou vegetais para histologia por microscopia ótica. As facas de vidro são utilizadas para cortar secções para microscopia de luz e para cortar secções muito finas para microscopia eletrónica. As facas de diamante de qualidade industrial são utilizadas para cortar materiais duros, como ossos, dentes e matéria vegetal, tanto para microscopia ótica como para microscopia eletrónica. As facas de diamante de qualidade de gema são utilizadas para cortar secções finas para microscopia eletrónica. A microtomia é um método para a preparação de secções finas de materiais como ossos, minerais e dentes, e uma alternativa ao electropolimento e à fresagem iónica. As secções do micrótomo podem ser suficientemente finas para seccionar um cabelo humano em toda a sua largura, com uma espessura de secção entre 50 nm e 100 µm.

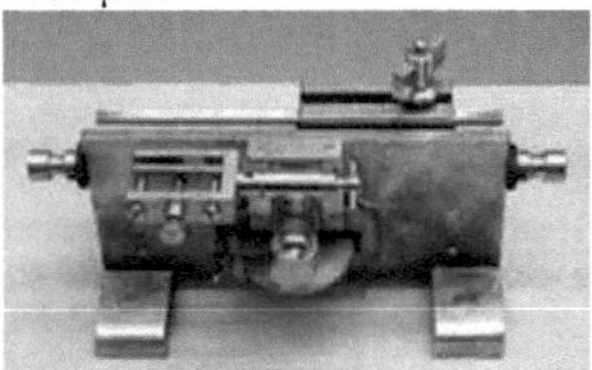

História:

Nos primórdios do desenvolvimento do microscópio de luz, as secções de plantas e animais eram preparadas manualmente com lâminas de barbear. Verificou-se que, para observar a estrutura do espécime em observação, era importante efetuar cortes limpos e reprodutíveis da ordem dos 100 µm, através dos quais a luz pudesse ser transmitida. Isto permitiu a observação de amostras utilizando microscópios de luz num modo de transmissão.

Um dos primeiros dispositivos para a preparação de tais cortes foi inventado em 1770 por George Adams, Jr. (1750-1795) e posteriormente desenvolvido por Alexander Cummings. O dispositivo era operado à mão e a amostra era mantida num cilindro, sendo as secções criadas a partir do topo da amostra utilizando uma manivela manual.

Em 1835, Andrew Prichard desenvolveu um modelo baseado numa mesa que permitia isolar a vibração fixando o dispositivo na mesa, separando o operador da faca.

Ocasionalmente, a atribuição da invenção do micrótomo é atribuída ao anatomista Wilhelm His, Sr. (1865), na sua *Beschreibung eines Mikrotoms* (*Descrição de um micrótomo*, em alemão), Wilhelm escreveu:

O aparelho permitiu uma precisão no trabalho através da qual posso obter secções que não consigo criar à mão. Nomeadamente, permitiu a possibilidade de obter secções ininterruptas de objectos no decurso da investigação.

Outras fontes atribuem ainda o desenvolvimento a um fisiologista checo, Jan Evangelista Purkyne. Várias fontes descrevem o modelo de Purkyne como o primeiro a ser utilizado na prática.

As obscuridades nas origens do micrótomo devem-se ao facto de os primeiros micrótomos serem simplesmente aparelhos de corte, e a fase de desenvolvimento dos primeiros dispositivos não está documentada.

No final dos anos 1800, o desenvolvimento de amostras muito finas e consistentemente finas por microtomia, juntamente com a coloração selectiva de componentes celulares ou moléculas importantes, permitiu a visualização de detalhes microscópicos.

Atualmente, a maioria dos micrótomos tem uma conceção de bloco de lâminas com uma lâmina substituível, um suporte de amostras e um mecanismo de avanço. Na maioria dos dispositivos, o corte da amostra começa com o movimento da amostra sobre a lâmina, onde o mecanismo de avanço se desloca automaticamente para a frente, de modo a que possa ser efectuado o corte seguinte para uma espessura escolhida. A espessura da secção é controlada por um mecanismo de ajuste que permite um controlo preciso.

Aplicações:

As aplicações mais comuns dos **micrótomos** são:

- Técnica histológica tradicional: os tecidos são endurecidos através da substituição da água por parafina. O tecido é então cortado no micrótomo com espessuras que variam de 2 a 50 µm. A partir daí, o tecido pode ser montado numa lâmina de microscópio, corado com corante(s) aquoso(s) adequado(s) após remoção prévia da parafina, e examinado com um microscópio de luz.
- Procedimento de secção congelada: os tecidos ricos em água são endurecidos por congelação e cortados no estado congelado com um micrótomo de congelação ou um micrótomo-cristótomo; as secções são coradas e examinadas com um microscópio de luz. Esta técnica é muito mais rápida do que a histologia tradicional (5 minutos contra 16 horas) e é utilizada em conjunto com procedimentos médicos para obter um diagnóstico rápido. As criossecções também podem ser utilizadas em imunohistoquímica, uma vez que a congelação do tecido impede a sua degradação mais rapidamente do que a utilização de um fixador e não altera ou mascara tanto a sua composição química.
- Técnica de microscopia eletrónica: após a inclusão dos tecidos em resina epoxídica, utiliza-se um micrótomo equipado com uma lâmina de vidro ou de diamante de qualidade superior para cortar secções muito finas (normalmente 60 a 100 nanómetros). As secções são coradas com uma solução aquosa de um sal de metal pesado adequado e examinadas com um microscópio eletrónico de transmissão. Este instrumento é frequentemente designado por *ultramicrótomo*. O ultramicrótomo é também utilizado com a sua lâmina de vidro ou uma lâmina de diamante de qualidade industrial para cortar secções de estudo antes do corte fino. Estas secções de estudo têm geralmente 0,5 a 1 µm de espessura e são montadas numa lâmina de vidro e coradas para localizar áreas de interesse num microscópio de luz antes de serem seccionadas para o TEM. O corte fino para o TEM é frequentemente efectuado com uma faca de diamante de qualidade superior. Para complementar as técnicas tradicionais de TEM, os ultramicrótomos são cada vez mais encontrados montados dentro de uma câmara de SEM, de modo a que a superfície da face do bloco possa ser visualizada e depois removida com o micrótomo para descobrir a superfície seguinte para visualização. Esta técnica é designada por Microscopia Eletrónica de Varrimento de Face de Bloco em Série (SBFSEM).
- Técnica de Microtomia Botânica: materiais duros como madeira, osso e couro requerem um micrótomo de marreta. Estes micrótomos têm lâminas mais pesadas e não podem cortar tão fino como um micrótomo normal.
- Espectroscopia (especialmente FTIR ou espetroscopia de infravermelhos) Técnica: são necessárias secções finas de polímero para que o feixe de infravermelhos penetre na amostra em análise. É normal cortar as amostras com uma espessura entre 20 e 100 µm. Para uma análise mais detalhada de áreas muito mais pequenas numa secção fina, a microscopia FTIR pode ser utilizada para a inspeção de amostras.
- Microscopia de fluorescência: as amostras podem ser cortadas em fatias finas para serem visualizadas num microscópio de fluorescência.

Um desenvolvimento recente é o micrótomo a laser, que corta a amostra alvo com um laser de femtosegundo em vez de uma faca mecânica. Este método é isento de contacto e não requer técnicas de preparação de amostras.

Tipos de micrótomos

Micrótomo de compressão

Uma variação do micrótomo vibratório é o micrótomo Compresstome, concebido e fabricado pela Precisionary Instruments. O micrótomo Compresstome utiliza uma seringa de amostra ou um tubo "tipo batom" para segurar o tecido. A amostra de tecido é completamente embebida em agarose, e o tecido é lenta e suavemente pressionado para fora do tubo para que a lâmina vibratória o corte. O dispositivo funciona da seguinte forma: a extremidade do tubo de amostra onde o tecido emerge é ligeiramente mais estreita do que a extremidade de carga, o que permite uma "compressão" suave do tecido à medida que este sai do tubo. A ligeira compressão evita a formação de artefactos de cisalhamento, corte irregular e vibração. Note-se que a tecnologia de compressão não danifica nem afecta o tecido que está a ser seccionado.

Existem várias vantagens do micrótomo Compresstome:

1) a incorporação de agarose proporciona estabilidade a toda a amostra em todos os lados, o que evita o corte irregular ou o corte do tecido; 2) a tecnologia de compressão evita a compressão suave do tecido para um corte uniforme, de modo a que a lâmina não empurre o tecido; 3) seccionamento mais rápido do que a maioria dos micrótomos vibratórios; e 4) corta bem o tecido de animais mais velhos ou mais maduros para fornecer tecidos mais saudáveis.

Micrótomo de trenó:

Um micrótomo de trenó é um dispositivo em que a amostra é colocada num suporte fixo (lançadeira), que depois se desloca para trás e para a frente através de uma faca. Os micrótomos de trenó modernos têm o trenó colocado sobre um rolamento linear, uma conceção que permite ao micrótomo cortar facilmente muitas secções grosseiras. Ao ajustar os ângulos entre a amostra e a lâmina do micrótomo, a pressão aplicada à amostra durante o corte pode ser reduzida. As aplicações típicas deste tipo de micrótomo são a preparação de amostras de grandes dimensões, tais como as incluídas em parafina para preparações biológicas. A espessura de corte típica que se pode obter num micrótomo de trenó situa-se entre 1 e 60 µm.

Micrótomo rotativo:

Este instrumento é um micrótomo de conceção comum. Este dispositivo funciona com uma ação rotativa faseada, de modo a que o corte efetivo faça parte do movimento rotativo. Num micrótomo rotativo, a lâmina é normalmente fixada numa posição horizontal.

Criomicrótomo:

Para o corte de amostras congeladas, muitos micrótomos rotativos podem ser adaptados para cortar numa câmara de azoto líquido, numa configuração designada por criomicrótomo. A redução da temperatura permite aumentar a dureza da amostra, por exemplo, através de uma transição vítrea, o que permite a preparação de amostras semi-finas; no entanto, a temperatura da amostra e a temperatura da lâmina devem ser controladas de modo a otimizar a espessura da amostra resultante.

Ultramicrótomo:

O ultramicrótomo é a principal ferramenta da ultramicrotomia. Permite a preparação de secções extremamente finas, com o dispositivo a funcionar da mesma forma que um micrótomo rotativo, mas com tolerâncias muito apertadas na construção mecânica. Como resultado da cuidadosa construção mecânica, a expansão térmica linear do suporte é utilizada para proporcionar um controlo muito fino da espessura.

Estes cortes extremamente finos são importantes para utilização com microscópio eletrónico de transmissão (TEM) e microscopia eletrónica de varrimento em bloco em série (SBFSEM), e são por vezes também importantes para a microscopia ótica de luz. A espessura típica destes cortes situa-se entre 40 e 100 nm para a microscopia eletrónica de transmissão e frequentemente entre 30 e 50 nm para o SBFSEM. São também efectuados cortes mais espessos, até 500 nm de espessura, para aplicações especializadas de TEM ou para secções de levantamento para microscopia ótica, a fim de selecionar uma área para os cortes finos finais. As facas de diamante (de preferência) e as facas de vidro são utilizadas com os ultramicrótomos. Para recolher as secções, estas flutuam no topo de um líquido à medida que são cortadas e são cuidadosamente recolhidas em grelhas adequadas para a visualização de amostras TEM. A espessura da secção pode ser estimada pelas cores de interferência de película fina da luz reflectida que são vistas como resultado da espessura extremamente baixa da amostra.

Micrótomo de serra

O micrótomo de serra é especialmente indicado para materiais duros, como dentes ou ossos. O micrótomo deste tipo tem uma serra rotativa rebaixada, que corta a amostra. A espessura mínima de corte é de aproximadamente 30 µm e pode ser efectuada para amostras comparativamente grandes.

Micrótomo a laser

O micrótomo laser é um instrumento para corte sem contacto. Não é necessária a preparação prévia da amostra através de incorporação, congelação ou fixação química, minimizando assim os artefactos dos métodos de preparação. Em alternativa, este modelo de micrótomo também pode ser utilizado para materiais muito duros, como ossos ou dentes, bem como algumas cerâmicas. Dependendo das propriedades do material da amostra, a espessura alcançável situa-se entre 10 e 100 µm.

O dispositivo funciona através de uma ação de corte de um laser de infravermelhos. Como o laser emite uma radiação no infravermelho próximo, neste regime de comprimento de onda o laser pode interagir com materiais biológicos. Através da focalização nítida da sonda na amostra, é possível obter um ponto focal de intensidade muito elevada, até TW/cm^2 . Através da interação não linear da penetração ótica na região focal, é introduzida uma separação de materiais num processo conhecido como foto-rutura. Ao limitar a duração dos impulsos laser à gama dos femtosegundos, a energia gasta na região alvo é controlada com precisão, limitando assim a zona de interação do corte a menos de um micrómetro. Fora desta zona, o tempo de aplicação ultra-curto do feixe introduz danos térmicos mínimos ou nulos no resto da amostra.

A radiação laser é direcionada para um sistema ótico baseado num espelho de varrimento rápido, que permite o posicionamento tridimensional do cruzamento do feixe, ao mesmo tempo que permite a passagem do feixe para a região de interesse desejada. A combinação de uma elevada potência com uma elevada velocidade de varrimento permite que o scanner corte grandes áreas de amostra num curto espaço de tempo. No micrótomo laser é também possível a microdissecção a laser de áreas internas de tecidos, estruturas celulares e outros tipos de pequenas caraterísticas. [(29)]

Referência: !-https://en.wikipedia.org/wiki/Microscope
2- http://www.visioneng.com/resources/history-of-the-microscope

3- http://www.biologyreference.com/La-Ma/Light-Microscopy.html

4- https://en.wikipedia.org/wiki/Optical microscópio

5-http://www.keyence.com/ss/products/microscope/bz-x700/study/principle/003/index.jsp

6-http://study.com/academy/lesson/light-microscope-definition-uses-parts.html

7- http://microbiologyonlineblog.blogspot.com/2009/ll/microbiology-online-focus-on-parts-and.html

8- http://dissectingmicroscope.com/

9- http://www.keyence.com/ss/products/microscope/bz-x700/study/principle/002/a_isou.jsp l0-

http://www.microscope-detetive.com/dark-field-microscope.html#sthash.rv0djtNh.dpbs ll-

https://serc.carleton.edu/microbelife/research_methods/microscopy/fluromic.html l2-

https://www.jic.ac.uk/microscopy/intro_EM.html

l3-http://www.explainthatstuff.com/electronmicroscopes.html

l4-https://www.thermofisher.com/us/en/home/life-science/lab-equipment/lab-centrifuges.html l5-

http://www.labmanager.com/lab-product/2010/05/evolution-of-the-lab-centrifuge#.WY_Y3eFK3IU

l6-https://tuttnauer.com/laboratory-autoclaves

l7-https://en.wikipedia.org/wiki/Autoclave

18- https://tuttnauer.com/autoclave

19- http://blink.ucsd.edu/safety/research-lab/biosafety/autoclave/

20- http://www.selfgrowth.com/articles/different-types-of-incubators-and-their-applications

21- http://www.atmosafe.net/en/glossary/incubator.html

22- http://www.atmosafe.net/en/glossary/incubator.html

23-http://www.acmasindia.com/blog/hot-air-oven/

24-https://www.scalesmart.com/analytical-balances

25-https://en.wikipedia.org/wiki/Laboratory_water_bath

26-http://www.medical-labs.net/spectrophotometer-overview-l828/

27-https://en.wikipedia.org/wiki/Spectrophotometry

28-http√www. Iabcom pare.com/General-Laboratory-Equipment/942-Water- Distillation-Eq uipment
Equipamento de purificação de água/
29-https√en.wikipedia.org⁄wiki⁄Micrótomo

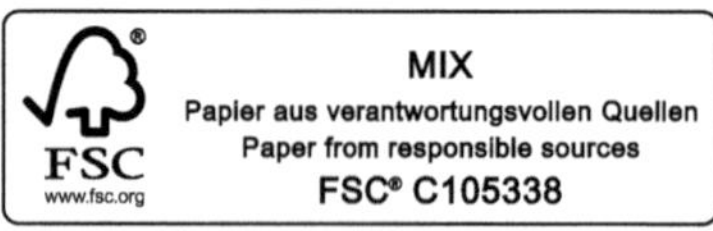

Printed by Books on Demand GmbH, Norderstedt / Germany